DR. MED.
SEBASTIAN KARL

1-MINUTEN-STRATEGIE

HITZE

INHALT

»HITZESCHUTZ RETTET LEBEN UND ERHÖHT NEBENBEI DIE LEBENS-QUALITÄT.«

Sebastian Karl

VORWORT

HITZESCHUTZ GEHT AUCH DICH AN

*Für meine Eltern, die mir
die beste Kindheit beschert haben,
die man sich wünschen kann*

Hitze ist ein Gesundheitsrisiko. Diese Erkenntnis dringt zunehmend ins Bewusstsein unserer Gesellschaft vor. Kein Wunder, bekommen wir doch die Auswirkungen des Klimawandels immer mehr zu spüren. Doch selbst wenn es uns als Gesellschaft gelingen sollte, den Klimawandel zu stoppen oder wenigstens zu verlangsamen, gilt: Wir werden uns in den nächsten Jahren mit häufigeren, längeren und heißeren Hitzewellen arrangieren müssen.

In diesem Buch geht es um den Umgang mit Hitze. Um dabei von vornherein einem zentralen Missverständnis vorzubeugen: Hitzeschutz ist in erster Linie nicht die individuelle Aufgabe jedes Einzelnen. Hitzeschutz ist vorrangig eine staatliche Aufgabe. Dabei geht es unter anderem um den Umbau der Städte, weg von Hitzeinseln hin zu gesundheitsfördernden Orten mit Kühloasen, die auch in Zukunft ein gutes Leben ermöglichen. Es geht um finanzielle Hilfen für Krankenhäuser und Pflegeheime, in denen besonders hitzeanfällige Menschen geschützt werden müssen.

Und es geht um gesetzliche Vorgaben, die Menschen vor den Auswirkungen von Hitze am Arbeitsplatz bewahren. Solche strukturellen Anpassungsmaßnahmen sind der wirksamste Hebel, um die gesundheitlichen Risiken, die durch Hitze entstehen, einzudämmen.

Warum dieses Buch auch für dich trotzdem hilfreich sein wird? Weil wir als einzelne Menschen der Hitze nicht völlig machtlos gegenüberstehen. Und das ist gut so: Selbst etwas tun zu können, tut uns gut. In der Psychologie wird das als Selbstwirksamkeitserleben bezeichnet – die Erfahrung, dass unser Handeln einen Unterschied macht, ist Balsam für unsere Psyche. Das Wissen um das richtige Verhalten kann dir helfen, dich nicht ausgeliefert zu fühlen und Hitzewellen besser zu überstehen. Deshalb soll es in diesem Buch um Strategien gehen, die jede und jeder Einzelne anwenden kann, um besser mit hohen Außentemperaturen umzugehen. Gleichzeitig soll das Buch Wissen zum hitzebezogenen Gesundheitsschutz vermitteln, damit wir alle auf individueller, aber auch auf gesellschaftlicher und politischer Ebene die richtigen Entscheidungen treffen können, um unsere Gesundheit zu schützen.

KAPITEL 1

– HITZE – GESUNDHEITS-RISIKO JETZT

ES WIRD HEISS – BE PREPARED

Die zehn heißesten je gemessenen Jahre in Deutschland lagen alle in diesem Jahrtausend. Acht davon seit 2014.[1] Auch weltweit waren die letzten elf die heißesten je gemessenen Jahre in Folge.[2]

30 °C UND MEHR

Die Anzahl heißer Tage hat sich in Deutschland seit 1950 von durchschnittlich 3,6 auf durchschnittlich 11,1 pro Jahr mehr als verdreifacht.[3] 2050 könnte es pro Jahr schon zehn heiße Tage mehr als heute geben.[4]

FAKT IST:

Ein Hitzerekord jagt den nächsten.

Die Hitze kommt, aber du kannst dich vorbereiten.

SPOILER: Die Zahl der sogenannte

Mehr Hitzetage, höhere Temperaturen und zudem tritt die Hitze mittlerweile immer früher im Jahr auf – zu einer Zeit, in der dein Körper noch keine Gelegenheit hatte, sich ausreichend anzupassen. Die Ursache für all das ist klar: der menschengemachte Klimawandel. Hauptauslöser dafür ist der Ausstoß von Treibhausgasen seit Mitte des 19. Jahrhunderts, insbesondere aber der massive Anstieg des Treibhausgasausstoßes seit Mitte des 20. Jahrhunderts.

Trotz des überwältigenden wissenschaftlichen Konsenses über die Ursachen des Klimawandels und über die notwendigen Gegenmaßnahmen und trotz zahlreicher Bemühungen in den letzten Jahren steigen aber die Treibhausgasemissionen weiter an. In manchen Bereichen, wie bei der Stromerzeugung, ist der Ausstoß dank des Ausbaus von Windrädern und Solaranlagen zwar deutlich zurückgegangen, in anderen Bereichen, beispielsweise im Verkehr oder beim Heizen, bewegt sich hingegen seit Jahren deutlich zu wenig. Bis zum Ende des Jahrhunderts erwarten die Vereinten Nationen auf Grundlage der aktuellen weltweiten Klimapolitik eine globale Erwärmung um 2,8 °C[5] – deutlich mehr als die 1,5 °C, die als allgemein akzeptierte Sicherheitsschwelle gelten. Diese Entwicklung ist ein Problem für unser Wohlergehen.

eißen Tage mit mindestens 30 °C steigt.

Die Weltgesundheitsorganisation WHO stuft den Klimawandel sogar als die größte Bedrohung für unsere Gesundheit ein.[6] Kein Wunder, denn Hitze kann unseren Körper auf vielfältige Weise beeinträchtigen: Sie schlägt uns aufs Gemüt, auf den Kreislauf, auf den Bauch. Sie bringt uns um den Schlaf, macht uns reizbar und aggressiv. Sie kann akute Gesundheitsprobleme verursachen und bestehende verschlimmern. Im schlimmsten Fall kann sie sogar zum Tod führen.

Aktuelle Schätzungen gehen davon aus, dass weltweit jede Minute ein Mensch an den Folgen von Hitze stirbt.[7] Jeder dieser Todesfälle ist vermeidbar. Um zu ermitteln, wie tödlich Hitze ist, bestimmen Wissenschaftlerinnen und Wissenschaftler die Übersterblichkeit. Sie beobachten, wie viele Menschen während einer Hitzewelle gestorben sind – unabhängig von der genauen Todesursache. Diese Zahl vergleichen sie mit den Todesfällen in vergleichbaren Zeiträumen, in denen keine Hitzewelle herrschte. Die Differenz der beiden Zahlen ist die Übersterblichkeit.

HITZE BEDROHT UNSER LEBEN

Von 2015 bis 2024 waren in Deutschland 41 340 Todesfälle auf Hitze zurückzuführen. Seit den 1990er Jahren ist die Zahl hitzebedingter Todesfälle um mehr als 20 Prozent gestiegen.[8]

WICHTIG ZU WISSEN:
Zwar führt Hitze selten direkt zum Tod, häufig verschlimmert sie aber bestehende Erkrankungen so sehr, dass die Betroffenen daran sterben.

Jeder heiße Tag zählt:

Auch einzelne heiße Tage erhöhen die Sterblichkeit.

Das gilt besonders, wenn es nachts nicht abkühlt.

REG FLAGS = ACHTUNG
Durch Hitze ausgelöste Aggression kann zu Gewalttätigkeit führen.

RECHTZEITIG INFORMIERT SEIN

Der Deutsche Wetterdienst veröffentlicht online Warnungen, wenn es heiß wird (siehe QR-Code Seite 154).

»STARKE WÄRMEBELASTUNG«:

Gefühlte Temperatur über 32 °C, zusätzlich nur geringe nächtliche Abkühlung

»EXTREME WÄRMEBELASTUNG«:

Gefühlte Temperatur über 38 °C

Für alle, die zum Thema Hitze immer auf dem Laufenden sein wollen, bietet das Bundesinstitut für öffentliche Gesundheit den WhatsApp-Kanal »Hitzefunk« an (siehe Seite 154).

REG FLAGS = ACHTUNG
Hitzebedingte Konzentrationsstörungen erhöhen das Unfallrisiko.

Doch die Todesfälle sind nur die Spitze des Eisberges hitzebedingter Gesundheitsrisiken. Lange bevor Hitze zum Tod führt, sorgt sie für eine Vielzahl von Problemen: Vor allem das Gehirn, das Herz, die Lunge und die Niere werden belastet. Hitze führt zu Konzentrationsstörungen, sie beeinträchtigt unser Gedächtnis und kann dazu führen, dass wir schlechter lernen, das betrifft vor allem auch Kinder und Jugendliche.

Insbesondere bei älteren Menschen können bei hohen Temperaturen akute Verwirrtheitszustände auftreten. Außerdem erhöht sich durch Hitze und Sonneneinstrahlung die Konzentration verschiedener Luftschadstoffe: In der Folge können sich Lungenerkrankungen wie Asthma oder COPD verschlimmern oder sogar erst entstehen.

In Deutschland kommt es im Umfeld von Hitzetagen mehr als doppelt so häufig zu Krankschreibungen wegen Borreliose, Kreislaufproblemen, niedrigem Blutdruck, Sonnenbrand, Insektenstichen und bestimmten Wundinfektionen als normalerweise.[9] All das macht deutlich: Hitze ist eine ernsthafte Gefahr für unsere Gesundheit. Noch immer wird die Gefährlichkeit von Hitze aber unterschätzt, sowohl von Teilen der Gesellschaft als auch von Teilen der politisch Verantwortlichen. Klar ist: Wir werden in den nächsten Jahren noch mehr heiße Tage und Hitzewellen erleben – und das wird unserer Gesundheit schaden. Wir müssen deshalb alle lernen, mit Hitze umzugehen. Gleichzeitig sollten wir auch alles tun, um eine Situation zu vermeiden, mit der wir nicht mehr umgehen können. Wir müssen die Ursachen des Klimawandels bekämpfen.

Wissenschaftliche Studien zeigen klar, dass Klimaschutzmaßnahmen deutlich günstiger sind als der Umgang mit Klimawandelfolgen.[10] Und viele Maßnahmen gegen den Klimawandel helfen gleichzeitig auch der Gesundheit – sie sind also doppelt wirksam.[11] Wenn Menschen beispielsweise seltener mit dem Auto fahren und häufiger zu Fuß und mit dem Fahrrad unterwegs sind, dann verringert das nicht nur den Ausstoß von Treibhausgasen, sondern hilft auch der Gesundheit. Bewegungsmangel ist bekanntermaßen ein wichtiger Risikofaktor für viele Erkrankungen. Zudem steigert Bewegung auch unser Wohlbefinden.

DEIN MINI-HACK

»Öfter mal das Auto stehen lassen. Das hilft mir und der Umwelt.«

WAS SIND HITZEWELLEN?

Hitzewelle = untypisch hohe Temperaturen für eine bestimmte Region zu einer bestimmten Jahreszeit

DEFINITION:

Eine Hitzewelle liegt dann vor, wenn in einer Region die Temperatur an drei aufeinanderfolgenden Tagen heißer ist als an 95 Prozent der Tage bisher zu dieser Jahreszeit.

Nimm dir was vor:

»Hitze – Ich passe mein Verhalten an.«

Es liegt auch an dir, wie gut du mit den Hitzetagen klarkommst.

Hitzewellen gibt es überall. Eine häufig gewählte Definition von Hitzewellen geht deshalb nicht von absoluten Temperaturschwellen aus. Sie bezieht sich vielmehr darauf, dass es bei einer Hitzewelle für eine bestimmte Region und eine bestimmte Jahreszeit ungewöhnlich heiß ist (siehe Seite 19). Bei einer Hitzewelle in Süditalien klettert das Thermometer damit definitionsgemäß weiter hoch als bei einer Hitzewelle in Schweden.

Warum aber bekommen Menschen in Deutschland vermehrt gesundheitliche Probleme, wenn es mehrere Tage am Stück heißer als 30 °C ist, während Menschen in Südspanien solche Temperaturen an deutlich mehr Tagen im Jahr ertragen? Eine Erklärung dafür ist, dass sich Menschen an die Hitzebelastung anpassen können. Zum einen gewöhnt sich der Körper an die Hitze. Zum anderen spielt die Anpassung von Verhaltensweisen eine wichtige Rolle. Es geht also beispielsweise auch darum, wie wir uns typischerweise kleiden, was und wie viel wir essen und trinken oder zu welchen Tageszeiten wir aktiv sind.

DEIN MINI-HACK

»Gutes Zeitmanagement – Ich versuche, mir an besonders heißen Tagen mittags eine Pause zu gönnen.«

»SIESTA IN DER HITZE IST SICHERLICH KEIN SCHLECHTER VORSCHLAG.«[12]

Karl Lauterbach

Andere Länder müssen schon seit Langem mit extremen sommerlichen Temperaturen umgehen. Ein Blick dorthin lohnt, um sich manches abzuschauen. Eine der bekanntesten Maßnahmen bei Hitze ist die verlängerte Mittagspause, die sogenannte Siesta, die in Teilen Spaniens, Italiens und weiteren südlichen Ländern noch immer üblich ist. Dafür wird dann eben abends länger gearbeitet.

Auch verlängerte Sommerferien sind ideal, um die heißeste Zeit des Jahres flexibler gestalten zu können. In Ägypten dauern sie beispielsweise von Mitte Mai bis Mitte September, im Südwesten der USA immerhin von Mitte Mai bis Mitte August. Dafür gibt es im restlichen Jahr weniger Ferien.

Prinzipiell empfehlenswert ist lange weite Kleidung: Sie ist in weiten Bereichen Nordafrikas das traditionelle Outfit. Aus asiatischen Ländern können wir lernen, dass Sonnenschirme nicht nur auf die Terrasse gehören, sondern auch in die Hand. Vom Aussehen her wie ein Regenschirm, aber mit UV-Schutz, sind sie zum Beispiel im heißen Süden Japans weitverbreitet.

HITZE MACHT ALT

Eine große Studie aus Taiwan zeigt: Je mehr Hitzewellen Menschen im Laufe ihres Lebens ausgesetzt sind, desto größer ist der Unterschied zwischen ihrem biologischen und ihrem chronologischen Alter.[13]

KLARES ERGEBNIS:

Bei Menschen, die mehr Hitzewellen ausgesetzt waren, weisen Biomarker Werte auf, die man eigentlich erst in höherem Alter erwarten würde.

Fazit:

Hitzewellen können den Alterungsprozess beschleunigen.

Das biologische Alter wurde mit Biomarkern bestimmt, zum Beispiel anhand der Nieren- und der Lungenfunktion.

AUF SONNENSCHUTZ ACHTEN!

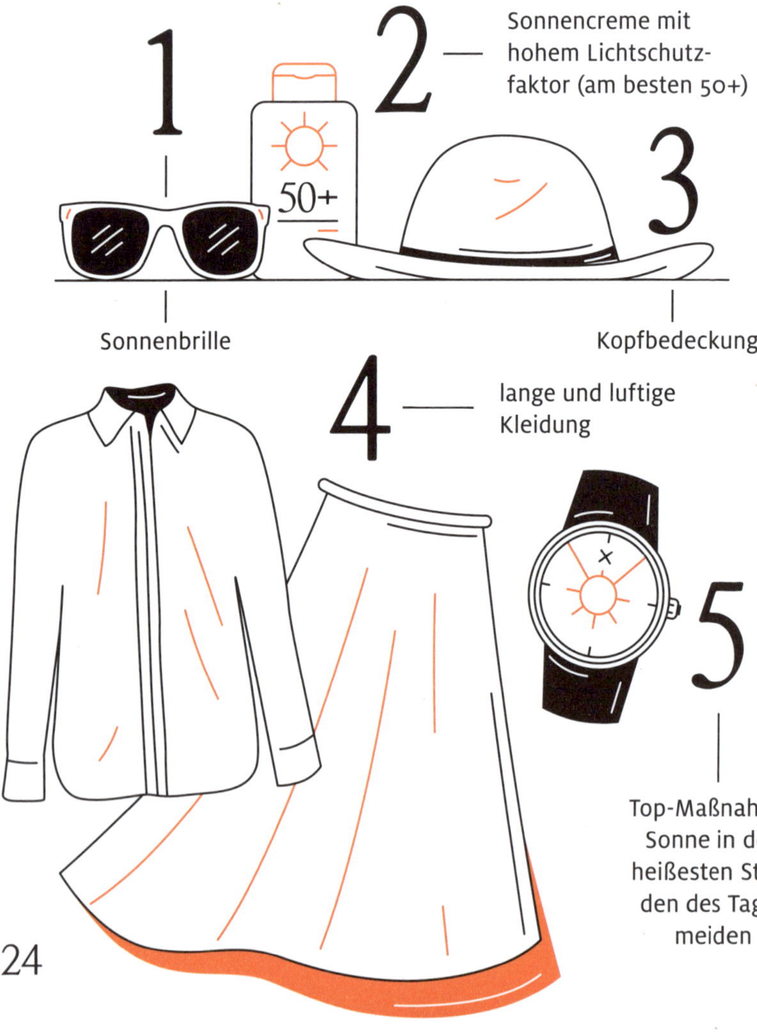
1
Sonnenbrille
2
Sonnencreme mit hohem Lichtschutz-faktor (am besten 50+)
50+
3
Kopfbedeckung
4
lange und luftige Kleidung
5
Top-Maßnahme: Sonne in den heißesten Stun-den des Tages meiden

Hitze geht häufig mit intensivem Sonnenschein einher. Die damit verbundene UV-Strahlung ist der größte Risikofaktor für Hautkrebs. Jeder Sonnenbrand erhöht das Krebsrisiko. Insbesondere Sonnenbrände im Kindesalter sind gefährlich. Deshalb ist auch hier das richtige Verhalten wichtig: Wer draußen unterwegs sein muss, kann beispielsweise versuchen, immer die schattige Straßenseite zu wählen. Wer das Glück hat, einen Weg mit vielen Bäumen und viel Grün gehen zu können, ist klar im Vorteil. Denn Bäume und Grünflächen senken nicht nur aktiv die Umgebungstemperatur, sie fördern auch unabhängig davon auf vielfältige Weise die Gesundheit, indem sie zum Beispiel die schädlichen Effekte von Stress abfedern.

DEIN MINI-HACK

»Um einen schattigen Weg gehen zu können, nehme ich auch mal einen Umweg in Kauf.«

KAPITEL 2

– DER KREISLAUF – VOLL IM HITZESTRESS

Hitze ist eine große Belastung für den Kreislauf. Der Herzschlag wird schneller. Der Blutdruck kann abfallen. Die Blutgefäße in der Haut weiten sich, um dem Körper Abkühlung zu verschaffen. Wir schwitzen und verlieren Wasser, wodurch sich auch die Zusammensetzung des Blutes verändern kann.

All das führt bei manchen Menschen zu Schwindel und Schwäche. Im schlimmsten Fall kommt es sogar zu Bewusstlosigkeit. Doch solche Beschwerden sind vermeidbar: In erster Linie geht es darum, dafür zu sorgen, dass der Körper nicht in Hitzestress gerät. Passiert das doch, ist es wichtig, die Frühwarnzeichen zu erkennen und rechtzeitig Gegenmaßnahmen zu ergreifen.

Eine der größten Gefahren bei Hitze ist der Verlust von Wasser. Durch Schwitzen kann der Körper durchaus einen halben Liter Flüssigkeit pro Stunde verlieren. Das führt im Extremfall zu einer Dehydratation: Symptome sind trockene Haut und Schleimhäute, Kopfschmerzen, Benommenheit, Schwäche, Müdigkeit und Kreislaufinstabilität. Auch bei gesunden Menschen kann ein so großer Flüssigkeitsverlust zudem zu dauerhaften Nierenschäden führen. Deshalb ist es wichtig, ausreichend zu trinken (siehe Seite 30).

DEIN MINI-HACK

»Ich trinke über den Tag verteilt kleine Mengen – und zwar nicht erst wenn ich Durst habe.«

SOOO HEISS – PASS DEINEN TAG AN

1. Steh früh auf.
2. Mach alles, was anstrengt, frühmorgens oder in den Abendstunden.
3. Such dir nachmittags ein kühles Plätzchen.
4. Deine Wasserflasche sollte rund um die Uhr griffbereit sein.

DU WILLST SPORTELN?

Dafür eignen sich der Morgen und die Abendstunden. Außerdem ratsam: Intensität und Dauer der Trainingseinheit reduzieren.

WASSER – IMMER UND ÜBERALL

Volle Wasserflasche zu schwer?
Nimm eine faltbare oder einen Becher mi[t] und fülle unterwegs auf.

Anklicken:
Alle Adressen auf Seite 154

HYDRATATION UNTERWEGS

- Eine Liste mit öffentlichen Trinkbrunnen findest du online.
- Die Trinkwasserkarte führt dich zu Gratis-Wasserspendern.
- Cafés, Kneipen und Läden mit Refillstation – schau ins Netz.
- Viel getrunken und nun? Das Internet verrät, wo's kostenlos auf die Toilette geht.

Pimp your water:
Extraportion Frische für
Leitungs- oder Mineralwasser

Geschmackskick:
Wasser köstlich aufpeppen

HYDRATATION ZU HAUSE

- Kühlende Kräuter wie Minze, Zitronenmelisse, Basilikum.
- Einige Scheiben Zitrone oder ein Schuss Zitronensaft.
- Gurkenscheiben oder frische Beeren.
- Finishing:
  Lass aromatisiertes Wasser im Kühlschrank ziehen.

Ein Hitzschlag entsteht, wenn sich der Körper selbst nicht mehr ausreichend kühlen kann und die Körpertemperatur deshalb auf über 40,5 °C ansteigt. Besonders häufig kommt ein Hitzschlag bei Kindern vor: Ihre Körper können die Temperatur noch nicht so gut regeln. Daneben sind vor allem ältere Menschen gefährdet, insbesondere wenn sie bestimmte Medikamente einnehmen oder Vorerkrankungen wie Herz-Kreislauf-Erkrankungen oder Übergewicht (siehe Seite 116) haben.

Ein Hitzschlag kann aber auch junge, gesunde Menschen treffen, die sich in heißer Umgebung übermäßig körperlich anstrengen. Er kann innerhalb kurzer Zeit auftreten oder sich über mehrere Tage entwickeln und äußert sich mit Schwindel, Kopfschmerzen, epileptischen Anfällen, Verwirrtheit, Benommenheit, Bewusstlosigkeit, Gangstörungen, schnellem Puls, starker Atmung, Übelkeit und Erbrechen. Die Haut ist im Anfangsstadium eines Hitzschlags eher feucht, im späteren Stadium trocken und heiß. Sie kann entweder gerötet oder grau sein.

DAMIT ES S

KREISLAUFBELASTUNG ERKENNEN – UND RICHTIG REAGIEREN

Wenn bei Hitze Kopfschmerzen, Übelkeit, Erbrechen, Benommenheit oder Schwindel auftreten, musst du handeln!

FOLGENDE SOFORTMASSNAHMEN HELFEN:

An einen kühlen Ort/ in den Schatten gehen

Körper kühlen, mit Wasser aus einer Sprühflasche oder mit feuchten Tüchern

UND IMMER GILT:

Kalte Getränke trinken!

…EIT GAR NICHT ERST KOMMT: Leichte Kleidung tragen und den Schatten suchen.

HITZEFOLGEN – KEINE ZEIT VERLIEREN BEI …

1. neu aufgetretener Verwirrtheit
2. Nackensteifigkeit
3. Gangstörungen
4. starken Kopfschmerzen
5. wiederholtem Erbrechen

REG FLAGS = SOFORT ARZT
Bei Bewusstlosigkeit sofort 112 rufen.

Vom Hitzschlag abzugrenzen, ist der Hitzekollaps. Dabei handelt es sich um eine kurze Bewusstlosigkeit, die durch eine hitzebedingte Erweiterung von Blutgefäßen verursacht wird. In der Folge kann das Gehirn kurzzeitig unterversorgt sein, was zur Bewusstlosigkeit führt. Menschen mit Hitzekollaps sollten an einen kühlen Ort im Schatten gebracht werden und dort auf dem Rücken liegend die Beine hochlegen. Tritt erstmals eine Bewusstlosigkeit auf und ist die Ursache nicht klar, muss auf jeden Fall der Rettungsdienst verständigt werden.

Hitze kann auch zu Muskelkrämpfen führen, die durch Störungen im Elektrolythaushalt hervorgerufen werden. Auch hier ist es ratsam, sich an einem kühlen, schattigen Ort auszuruhen. Es kann helfen, Getränke mit Elektrolyten zu trinken. Ein Rezept dafür gibt's in Kapitel 4 (siehe Seite 63).

Ebenso kann Hitze das Anschwellen vor allem der Unterschenkel bewirken. Grund ist eine Erweiterung der Blutgefäße in den Beinen. Die Schwellung klingt meist ab, sobald sich der Körper an die höheren Temperaturen gewöhnt hat.

DEIN MINI-HACK

»Wenn ich sehe, dass jemand unter der Hitze leidet, reagiere ich besonnen, aber bestimmt.«

Ein Sonnenstich entsteht – anders als ein Hitzschlag – in erster Linie durch eine Überhitzung des Kopfes. Dadurch werden die Hirnhäute gereizt und es kann zu einer Entzündung kommen. Die Beschwerden können einem Hitzschlag ähneln, und ein Sonnenstich kann auch in einen Hitzschlag übergehen. Im Gegensatz zum Hitzschlag bleibt die Körpertemperatur bei einem Sonnenstich jedoch häufig normal. Es kann zu Nackenschmerzen oder Nackensteifigkeit kommen und das Gesicht ist häufig gerötet.
Auch in Bezug auf die Gegenmaßnahmen ähneln sich Sonnenstich und Hitzschlag. Eine sofortige Kühlung des Körpers ist dabei das Wichtigste. Betroffene sollten möglichst an einen kühlen Ort oder zumindest in den Schatten gebracht werden. Bei einem Sonnenstich sollten sich die kühlenden Maßnahmen vor allem auf den Kopf konzentrieren, beim Hitzschlag auf den gesamten Körper, zum Beispiel auch durch kühle Getränke.

SPOILE

RICHTIG ANGEZOGEN

Hitzefreundliche Kleidung hilft dir dabei,
einen kühlen Kopf zu bewahren.

LOCKER UND LUFTIG
so kann Schweiß verdunsten

LANGE ÄRMEL UND HOSEN
Schutz vor UV-Strahlung

HELLE FARBEN
Sonnenlicht wird reflektiert, der
Körper heizt sich weniger auf

Gib Hitzschlag und
Sonnenstich keine Chance!

DER HUT BRINGT'S
am besten mit Schirm und Nackenschutz

SONNENBRILLE
perfekter Schutz vor UV-Strahlen

[H]eute aufs passende Outfit achten – und auch morgen noch fit sein.

Hot town, summer in the city: Städte können bei Hitzewellen zum Problem werden. Aufgrund des Hitzeinseleffekts kann es hier durchaus 10 °C wärmer sein als im ländlichen Umland. Das liegt unter anderem daran, dass sich Beton und Asphalt in der Sonne deutlich stärker erwärmen als Grünflächen und Wasser. Hohe Gebäude in Städten sind zusätzliche Flächen, die sich in einer Hitzewelle aufheizen. Und nicht nur das – sie geben die aufgenommene Hitze wieder ab, sobald die Sonne untergegangen ist, sodass die Temperaturen in Städten auch nachts deutlich höher bleiben als in Gegenden mit viel Grün.
Auch der hohe Anteil an versiegelten Flächen in Städten trägt zum Hitzeinseleffekt bei. Hohe Gebäude können zudem die Luftzirkulation und damit den Abtransport von Hitze stören. Das hat drastische Effekte auf die Gesundheit: Die Sterblichkeit liegt in Städten bei Hitzewellen höher als im ländlichen Raum. Besonders ausgeprägt zeigt sich das in Deutschland in den wärmeren Gegenden im Süden und Westen.[14]

DEIN MINI-HACK

»Gibt es in meiner Stadt eine Initiative zur Stadtbegrünung – Urban Gardening? Da mach ich mit!«

STADTBEGRÜNUNG SELBER MACHEN

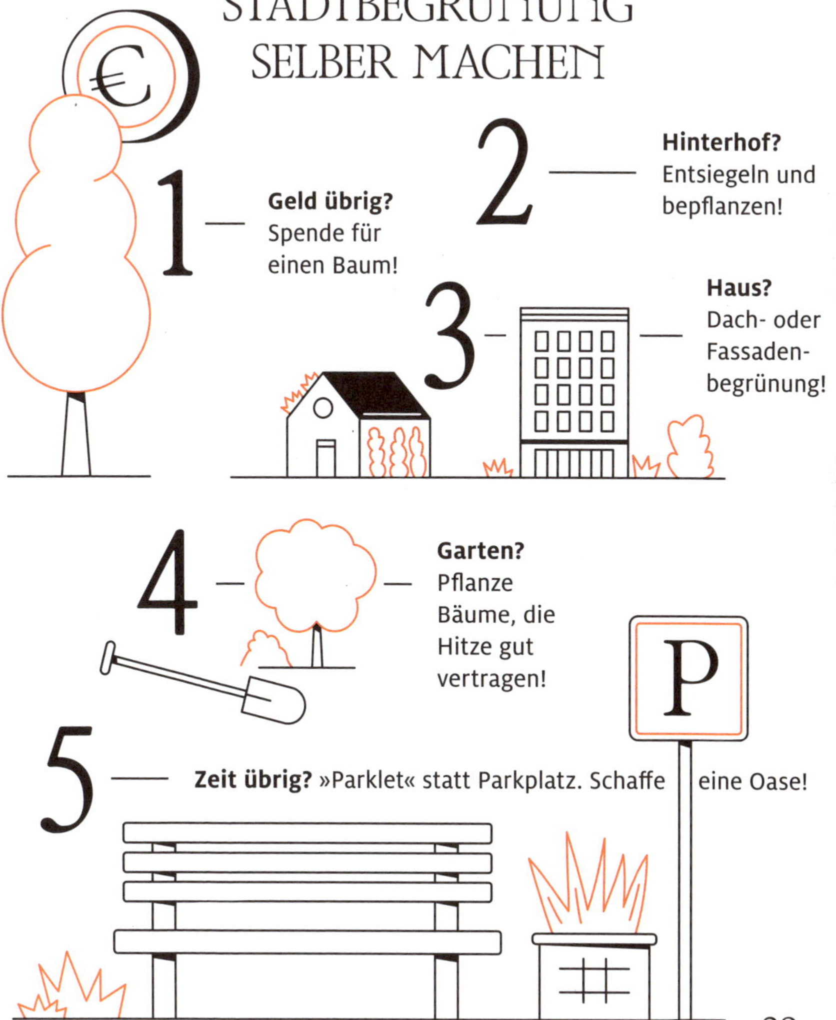

1 — **Geld übrig?** Spende für einen Baum!

2 — **Hinterhof?** Entsiegeln und bepflanzen!

3 — **Haus?** Dach- oder Fassadenbegrünung!

4 — **Garten?** Pflanze Bäume, die Hitze gut vertragen!

5 — **Zeit übrig?** »Parklet« statt Parkplatz. Schaffe eine Oase!

ABKÜHLUNG IN DER STADT

Frag doch mal nach, ob es in
deiner Stadt einen Hitzeaktionsplan gibt.

WICHTIGER BESTANDTEIL DIESER PLÄNE:

Kühle-Orte-Karten

Darauf sind Orte zusammengetragen, die an heißen Tagen Abkühlung versprechen: Parks, Grünanlagen, Spielplätze mit viel Schatten, kühle öffentliche Gebäude wie Bibliotheken oder Museen, klimatisierte Einkaufszentren oder Freibäder.

QR-Code zur Übersicht solcher Karten siehe Seite 154.

Einer Studie zufolge konnte die Einführung von Hitzeaktionsplänen in Europa die hitzebedingte Sterblichkeit um mehr als ein Viertel senken.[15]

Bäume, Wiesen und Wasserflächen sorgen im Gegensatz zu Betonwüsten aktiv für Abkühlung, indem Verdunstungskühle erzeugt wird. Große Bäume können an einem Sommertag 200 Liter Wasser und mehr durch Verdunstung über die Blätter abgeben. Dieser Vorgang verbraucht Energie in Form von Wärme – und kühlt die Umgebung dadurch ab.

Der Hitzeinseleffekt in Städten ist deshalb auch beeinflussbar: Städte mit vielen Grünflächen, viel Wasser und vielen Bäumen heizen sich im Sommer weniger stark auf als reine Häusermeere. Allerdings macht es der Klimawandel immer schwerer, Grünflächen in der Stadt zu schaffen und zu erhalten. Auch hier ist es wichtig, neue Wege zu finden.

Ein Beispiel dafür ist das Schwammstadtprinzip. Dabei wird unter anderem versucht, möglichst viel Regenwasser nicht in die Kanalisation ablaufen, sondern lokal versickern zu lassen und zu speichern. So müssen Bäume und Grünflächen weniger gegossen werden. Das gespeicherte Wasser kann außerdem langsam verdunsten und für Abkühlung sorgen. Gleichzeitig wird die Kanalisation bei starkem Regen nicht so schnell überlastet, was Überschwemmungen vorbeugt. Verschiedene Strategien auf Bundesebene streben an, dass die Städte der Zukunft Schwammstädte sein sollen.

Das Schwammstadtprinzip taucht in der Nationalen Wasserstrategie der Bundesregierung genauso auf wie im Zweiten Fortschrittsbericht der Deutschen Strategie zur Anpassung an den Klimawandel und im Aktionsprogramm natürlicher Klimaschutz. Auch das Umweltbundesamt verfolgt eine Schwammstadtagenda.

Der Weg zur Schwammstadt soll gelingen, indem zum Beispiel durch Entsiegelung mehr Versickerungsflächen zur Speicherung von Wasser entstehen. Außerdem sollen Dach- und Fassadenbegrünungen verstärkt gefördert und mehr Grün- und Erholungsflächen gebaut werden. Eine weitere Maßnahme ist die Renaturierung urbaner Gewässer. Ziel ist, durch die Schwammstädte einen Kühlungseffekt durch lokale Verdunstung zu erreichen. Zudem sollen Starkregeneffekte wie Überschwemmungen und Erosion abgemildert werden.

»DIE POTENZIELLEN VORTEILE DER SCHWAMMSTADT SIND UN-UMSTRITTEN.«[16]

Umweltbundesamt

KAPITEL 3

– DICKE LUFT – WENN HITZE UNS DEN ATEM RAUBT

Neben Hitze ist Luftverschmutzung einer der größten umweltbezogenen Risikofaktoren für die Gesundheit. Luftverschmutzung führt zu verschiedenen Erkrankungen und verursacht jedes Jahr zahlreiche vermeidbare Todesfälle. Das Spektrum an negativen Auswirkungen reicht von Herz-Kreislauf-Erkrankungen über Lungen- und Krebserkrankungen bis hin zu psychischen Erkrankungen.
Es gibt aber positive Entwicklungen: Für Deutschland legt eine Studie nahe, dass in Städten die Einführung von Umweltzonen, in die das Einfahren von Autos mit besonders hohem Schadstoffausstoß verboten ist, mehr als 20 000 Fälle von Depressionen pro Jahr verhindert hat.[17]
Trotz zahlreicher Bestrebungen, die Luft sauberer zu machen, sterben aber nach wie vor fast so viele Menschen an den Folgen von Luftverschmutzung wie an denen des Rauchens.[18] Und Hitze wird das Problem weiter verschärfen, da Luftverschmutzung und Hitze häufig Hand in Hand gehen und ihre negativen Auswirkungen auf die Gesundheit sich gegenseitig verstärken.

DAS GRÜN SUCHEN

Die gute Nachricht ist: Es liegt an dir, auf das erhöhte Gesundheitsrisiko, das die Kombination von Hitze und Luftverschmutzung mit sich bringt, zu reagieren.

MACH DICH AUF DEN WEG:

Blick schärfen und grüne Inseln finden – es gibt sie!

Grünflächen und Bäume in Städten wirken kühlend, weil sie Schatten spenden und Verdunstungskühle erzeugen.

Daneben haben sie das Potenzial, Luftschadstoffe zu binden und so für sauberere Luft zu sorgen.

Grüne Oasen lassen dich durchatmen und wirken sich positiv auf die Psyche aus.

WAS WANN GILT

Was bei Hitze ratsam ist, kann bei
Hitze + Luftverschmutzung falsch sein.

DAS SOLLTEST DU LIEBER LASSEN:

Sei beim Lüften der Wohnung zurückhaltend, wenn die Luftverschmutzung deutlich über den Richtwerten liegt. Das kann beispielsweise im Sommer an viel befahrenen Straßen der Fall sein.

Verzichte bei großer Hitze auf Atemschutzmasken. Das könnte zur Überhitzung des Körpers führen.

Wichtig ist also:

Umwelt beobachten – angepasst handeln.

Manche Tipps zum Umgang mit Hitze sollten bei hoher Luftverschmutzung eher zurückhaltend oder gar nicht umgesetzt werden – und umgekehrt.

Reichlich Sonnenschein in Kombination mit hohen Temperaturen begünstigt die Entstehung von Ozon in Bodennähe. Dabei kommt es zu chemischen Reaktionen zwischen verschiedenen Schadstoffen und Stickstoffoxiden. Diese Schadstoffe stammen vor allem aus den Abgasen von Fahrzeugen mit Verbrennungsmotor.

Ozon ist ein gesundheitsschädliches Gas, das in höheren Konzentrationen zu einer Reizung der Schleimhäute, zu Tränenreiz und zu Kopfschmerzen führen kann. Auch die Lungenfunktion kann sich verschlechtern und bestehende Lungenerkrankungen wie Asthma, chronische Bronchitis oder COPD verschlimmern sich. Wer längerfristig erhöhten Ozonkonzentrationen ausgesetzt ist, hat nachweislich ein gesteigertes Risiko an Atemwegserkrankungen zu sterben.

Und nicht nur Ozon wird bei Hitze zum Problem: Hitzewellen werden meistens durch Hochdruckgebiete verursacht, die auch den Luftaustausch verschlechtern können, sodass verschmutzte Luft länger an Ort und Stelle bleibt. Während Hitzewellen steigt also häufig auch die Konzentration anderer Luftschadstoffe. Insbesondere Feinstaub hat negative Folgen für die Gesundheit. Feinstaub besteht – wie der Name nahelegt – aus kleinsten Teilchen. Hauptverursacher in Ballungsgebieten sind vor allem Straßenverkehr und Bautätigkeiten. Daneben ist die Landwirtschaft – vor allem die Massentierhaltung – eine Hauptquelle von Feinstaub. Aufgrund seiner geringen Größe kann Feinstaub tief in den menschlichen Körper eindringen und dort Schäden verursachen. Er wird mit einer Vielzahl von Krankheiten in Verbindung gebracht: von Herz-Kreislauf-Erkrankungen über Lungenerkrankungen bis hin zu psychischen Erkrankungen und Demenz. In der Europäischen Union ist Feinstaub für über 180 000 Todesfälle pro Jahr verantwortlich.[19]

Doch es ist nicht nur so, dass Hitze das Problem der Luftverschmutzung verschärft. Das Ganze ist ein wechselseitiges Spiel: Luftverschmutzung kann nämlich auch dazu führen, dass sich Hitzewellen verlängern oder dass sie heißer werden. Verschiedene Luftschadstoffe tragen zu diesem Effekt bei: Ruß in der Außenluft beispielsweise absorbiert Hitze und gibt sie langsam wieder ab, wenn sich die Außenluft abgekühlt hat. Damit trägt Ruß genauso wie versiegelte Oberflächen oder Gebäude zum Hitzeinseleffekt bei. Und auch bodennahes Ozon sorgt dafür, dass sich die Umgebung schlechter abkühlen kann.

»HITZESCHUTZ IST EINE SOLIDARISCHE, EINE GESELL-SCHAFTLICHE AUFGABE.«[20]

Peter Bobbert

Die Kombination von Hitze und Luftverschmutzung ist gefährlich für die Gesundheit. So reagiert der Körper bei hohen Temperaturen sensibler auf Feinstaub: Die negativen Effekte einer kombinierten Belastung mit Feinstaub und Hitze sind Studien zufolge noch größer als die Summe der negativen Effekte von Hitze und Feinstaub im Einzelnen. Zur Illustration: In einer Studie wurde berechnet, dass die Sterblichkeit durch Hitzewellen um 6,1 Prozent und durch Feinstaub um 5 Prozent erhöht wurde. Die Kombination von Hitze und Feinstaub erhöhte die Sterblichkeit aber nicht um 11,1 Prozent, sondern um 21 Prozent.[21] Das legt nahe, dass sich die Auswirkungen gegenseitig verstärken.

Warum dieser kombinierte Effekt auftritt, zeigen zwei Beispiele: Kleine Kinder atmen bei Hitze besonders schnell, um ihre Körpertemperatur zu regulieren. Sie atmen dadurch aber auch mehr Luftschadstoffe ein, was Asthmaanfälle auslösen kann. Hitze verstärkt hier also die gesundheitsschädliche Wirkung der Luftverschmutzung. Luftverschmutzung wird mit schnellerem Herzschlag und höherem Blutdruck in Verbindung gebracht. Beides schränkt die Fähigkeit des Körpers ein, sich an Hitze anzupassen. In diesem Fall ist es also die Luftverschmutzung, die die Gesundheitsrisiken der Hitze zusätzlich erhöht.

TIEF DURCHSCHNAUFEN – JA ODER NEIN?

Informiere dich bei Hitze über die Luftqualität – vor allem wenn du schon an einer Atemwegserkrankung leidest. Aktuelle Infos dazu liefert das Umweltbundesamt in einer App (siehe Seite 154).

SCHLECHTE LUFT? VERINNERLICHE DIESE TIPPS:

Den Aufenthalt im Freien auf das unbedingt notwendige Maß reduzieren.

Auf Sport verzichten.

Wenn du draußen bist, möglichst nicht an viel befahrenen Straßen aufhalten.

Denk einfach:

»Schön wär's – aber heute lieber nicht«

Und dann suchst du dir entspannt ein gemütliches Plätzchen – drinnen oder im Grünen.

KAPITEL 4

– DARM UND VERDAUUNG – DER BAUCH IN AUFRUHR

Hitze kann uns auf die Verdauung schlagen. Die Gründe dafür sind so vielfältig wie die Auswirkungen. Bei Hitze legt der Körper die Priorität auf Kühlung. Es fließt mehr Blut in die Haut, um effektives Schwitzen zu ermöglichen. Dieses Blut fehlt dann aber in Magen und Darm und die Verdauung verlangsamt sich. Dadurch kann uns die letzte Mahlzeit schwer im Magen liegen.

Trinken wir nicht ausreichend, fehlt unserer Verdauung darüber hinaus Wasser. Die Folge ist harter Stuhlgang bis hin zu Verstopfung. Zudem steigt bei Hitze und unzureichender Kühlung die Gefahr für Lebensmittelvergiftungen, die sich häufig mit Erbrechen und Durchfall äußern.

Hitze kann außerdem die Durchlässigkeit der Darmwand erhöhen und damit für Bakterien oder Giftstoffe eine Eintrittspforte in den Körper öffnen. Auch bei einem Hitzschlag ist der Darm oft das erste betroffene Organ. Die Darmschleimhaut wird dabei massiv geschädigt, sodass ihre Barrierefunktion wegfällt. Die Wissenschaft geht davon aus, dass die Schädigung des Darms bei einem Hitzschlag der Auftakt zu einem möglichen Multiorganversagen sein kann.

DEIN MINI-HACK

»Lebensmittel verderben im Sommer schnell – deshalb sollte ich sie gut kühlen und schnell verbrauchen.«

ALKOHOL WEGLASSEN!

Alkohol belastet den Körper bei Hitze zusätzlich.

ALKOHOL …

… stresst den Kreislauf.

… beschleunigt den Herzschlag.

… beeinträchtigt die Urteilsfähigkeit.

… lässt uns Hitzegefahren unterschätzen.

… verschlechtert wie Hitze
Konzentration und Schlaf.

… verstärkt die Ausscheidung von Wasser

BESONDERS FATAL:

Alkohol raubt dir Wasser, das du bei Hitze dringend brauchst.

Leckere und gesunde Getränkealternativen
findest du auf Seite 31.

UND WAS IST MIT KAFFEE?

Die beruhigende Nachricht: Menschen, die regelmäßig Kaffee trinken, müssen darauf auch bei Hitze nicht verzichten.

GUT ZU WISSEN:

Koffein kann zwar genauso wie Alkohol die Ausscheidung von Wasser aus dem Körper verstärken. Bei Menschen, die an Koffein gewöhnt sind, fällt dieser Effekt aktuellen Erkenntnissen zufolge aber kaum ins Gewicht.

Mit negativen Effekten ist nicht zu rechnen.

Der Tag ist gerettet. Das Tässchen Kaffee darf bleiben.

FÜR ALLE GILT: Auf ungewohnt groß

engen Koffein bei Hitze lieber verzichten.

Bei Hitze ist es besonders wichtig, ausreichend zu trinken. Die generelle Empfehlung lautet dabei: am besten über den Tag verteilt etwa zwei bis drei Liter Wasser oder ungesüßte Tees genießen. So hat der Körper stets ausreichend Flüssigkeitsreserven. Menschen mit Herz-Kreislauf- oder Nierenerkrankungen sollten ihre Trinkmenge mit ihrer Ärztin oder ihrem Arzt absprechen.

Was die Temperatur des Getränks angeht, liest man immer wieder den Tipp, eiskalte Getränke zu vermeiden. Für diese Empfehlung gibt es aber keine fundierte wissenschaftliche Grundlage. Es gibt ganz im Gegenteil Hinweise darauf, dass kalte Getränke das »thermische Wohlbefinden« steigern können – sie sorgen für eine Kühlung des Körperkerns und senken so die Hitzebelastung.

Es hat sich auch gezeigt, dass eisgekühlte Getränke die Leistungsfähigkeit beim Sport steigern. Allerdings können sehr kalte Drinks die Schweißproduktion reduzieren, was einen negativen Effekt hat. Letztlich ist die Temperatur des Getränks für die meisten Menschen gar nicht so entscheidend. Viel wichtiger ist es, ausreichend zu trinken.

Hitze reduziert den Appetit. Deshalb essen viele Menschen tendenziell etwas weniger, wenn es heiß ist. Für den Körper ist das nützlich: Denn Nahrungsaufnahme und Verdauung erzeugen im Körper Hitze. Ratsam ist es zudem, mehrere kleinere Mahlzeiten über den Tag verteilt zu sich zu nehmen. Und es bietet sich an, Speisen zu wählen, die nicht gekocht werden müssen oder das Kochen in die Morgen- beziehungsweise Abendstunden zu verlegen, wenn es nicht so heiß ist.

Gelegentlich wird geraten, bei Hitze eiweißreiche Kost zu meiden. Diese Empfehlung beruht auf der Überlegung, dass der Körper für die Verdauung von Proteinen mehr Energie benötigt als für die Verdauung von Kohlenhydraten und Fetten. Deshalb produziert er bei der Protein-Verdauung tendenziell mehr Wärme. Wenn es sowieso schon heiß ist, wäre das nachteilig. Außerdem entstehen bei der Verdauung von Proteinen Nebenprodukte, die über die Nieren ausgeschieden werden müssen. Dafür verbraucht der Körper Wasser. Wahrscheinlich fallen beide Effekte aber nicht so stark ins Gewicht, dass sie bei einer normalen Mahlzeit eine Rolle spielen. Wer jedoch sehr hohe Mengen an Eiweiß zu sich nimmt, sollte dies in Hitzeperioden auf ein normales Maß zurückfahren.

DEIN MINI-HACK

»Nicht täuschen lassen: Auch im klimatisierten Restaurant gelten die Ratschläge für das Essen bei Hitze.«

GESUNDE WASSERSPEICHER

Achte auch beim Essen darauf, dass ausreichend Flüssigkeit enthalten ist. Das ist insbesondere bei Obst und Gemüse der Fall.

BESONDERS WASSERREICHES OBST:

Wassermelonen

Erdbeeren

Pfirsiche

ZUGREIFEN:

Wassermelonen und Gurken stecken voller Wasser.

BESONDERS WASSERREICHES GEMÜSE:

Gurken

Eisbergsalat

Tomaten

Zucchini

Radieschen

In Ländern, in denen hohe Temperaturen herrschen, ist scharfes Essen besonders verbreitet. Der mögliche Vorteil liegt darin, dass die Schweißproduktion angeregt wird. Dafür muss der Körper allerdings über ausreichend Wasser verfügen. Scharf essen solltest du also nur, wenn du vorher auch ausreichend getrunken hast.

Weil scharfes Essen auf den Magen schlagen kann, ist es nicht empfehlenswert, während einer Hitzewelle damit anzufangen. Menschen, die scharfes Essen gewohnt sind und die kein Problem damit haben, zusätzlich zu schwitzen, kann moderater Konsum von scharfem Essen aber dabei helfen, bei hohen Temperaturen cool zu bleiben.

Wenn der Körper stark schwitzt, geht auch Salz verloren. Das kann in extremen Fällen zu Elektrolytstörungen führen, die sich durch Muskelkrämpfe, Mattheit, Müdigkeit und Verwirrtheit bemerkbar machen. In der Regel genügt es, normal gesalzenes Essen zu sich zu nehmen und ausreichend zu trinken. In bestimmten Situationen, in denen außergewöhnlich viel geschwitzt wird (zum Beispiel bei intensiver körperlicher Betätigung und besonders geringer Luftfeuchtigkeit), kann es aber sinnvoll sein, Getränke mit Elektrolyten zu wählen.

ELEKTROLYTDRINK

Schorle-Mix: Wasser : Saft = 4 : 1

Statt Isodrinks zu kaufen, die häufig viel Zucker enthalten, kannst du dir auch selbst ein Elektrolytgetränk mixen.

DAS IST GANZ EINFACH:

Iso-Schub – meist reicht eine Fruchtsaftschorle.

Wer intensiv Sport treibt und viel schwitzt, kann dem DIY-Drink etwas Salz beimischen. Ein Schuss Zitronensaft bringt zusätzliche Frische.

KOKOS-OVERNIGHT-OATS MIT FRÜCHTEN

Ein kaltes, erfrischendes und gesundes Frühstück für einen energievollen Start in den Tag.

ZUTATEN
FÜR 2 PORTIONEN:

10 EL Vollkorn-Haferflocken
2 EL geschrotete Leinsamen
2 EL Kokosflocken
Hafermilch (alternativ: je nach Geschmack eine andere Milch)
2 EL Erdnussmus
frisches saisonales, am besten wasserreiches Obst nach Geschmack
Optional: Joghurt, Nüsse, Honig

Am Vorabend Haferflocken, Leinsamen und Kokosflocken in eine Schüssel geben und Hafermilch hinzugeben, bis die Haferflocken vollständig bedeckt sind. Die Menge an Hafermilch kann individuell variiert werden, je nachdem, wie fest oder flüssig die fertigen Overnight-Oats sein sollen. Das Ganze über Nacht im Kühlschrank einweichen lassen.
Am nächsten Morgen das Erdnussmus untermischen. Frisches Obst waschen, klein schneiden und gleichmäßig auf den Overnight-Oats verteilen.

TIPP:
Wer möchte, kann für erfrischenden Geschmack zusätzlich etwas Joghurt untermischen. Optional Nüsse und Honig über die Overnight-Oats geben.

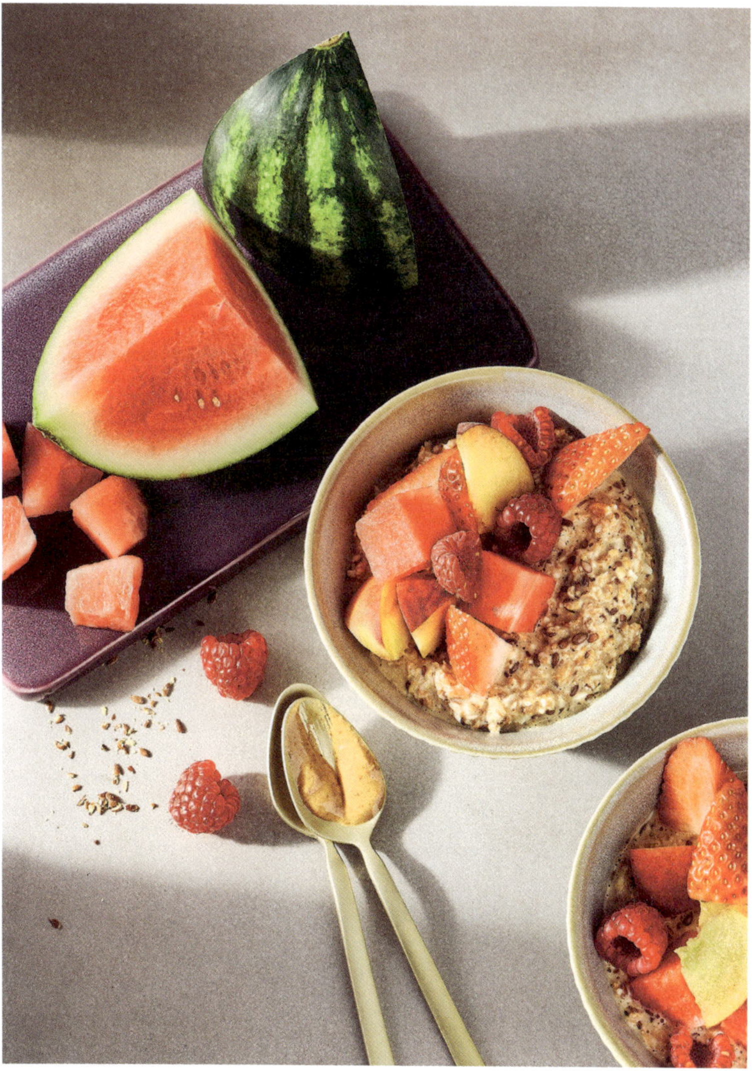

EINFACHER GAZPACHO

Gazpacho ist eine kalte Suppe, die ursprünglich aus Südspanien und Portugal stammt – Regionen, in denen es häufig sehr heiß wird. Im Sommer ist sie ein ideales Gericht: kalt, gut verträglich und gesund.

ZUTATEN
FÜR 2 PORTIONEN:

500 g Tomaten
½ Gurke
1 grüne Paprika
100 g Weißbrot
1 Knoblauchzehe
3 EL Olivenöl
Essig
Salz
Pfeffer

Tomaten, Gurke und Paprika waschen, putzen und grob in Würfel schneiden. Weißbrot ebenfalls würfeln. Knoblauch schälen und mit Gemüse- und Brotwürfeln sowie Olivenöl und etwas Wasser in einem Topf pürieren (alternativ in den Mixer geben).
Die Suppe mit Essig, Salz und Pfeffer abschmecken und für mindestens 1 Stunde in den Kühlschrank stellen.

TIPP:
Alle Mengenangaben können je nach persönlichem Geschmack und nach Verfügbarkeit variiert werden – es gibt dabei kein Richtig oder Falsch.

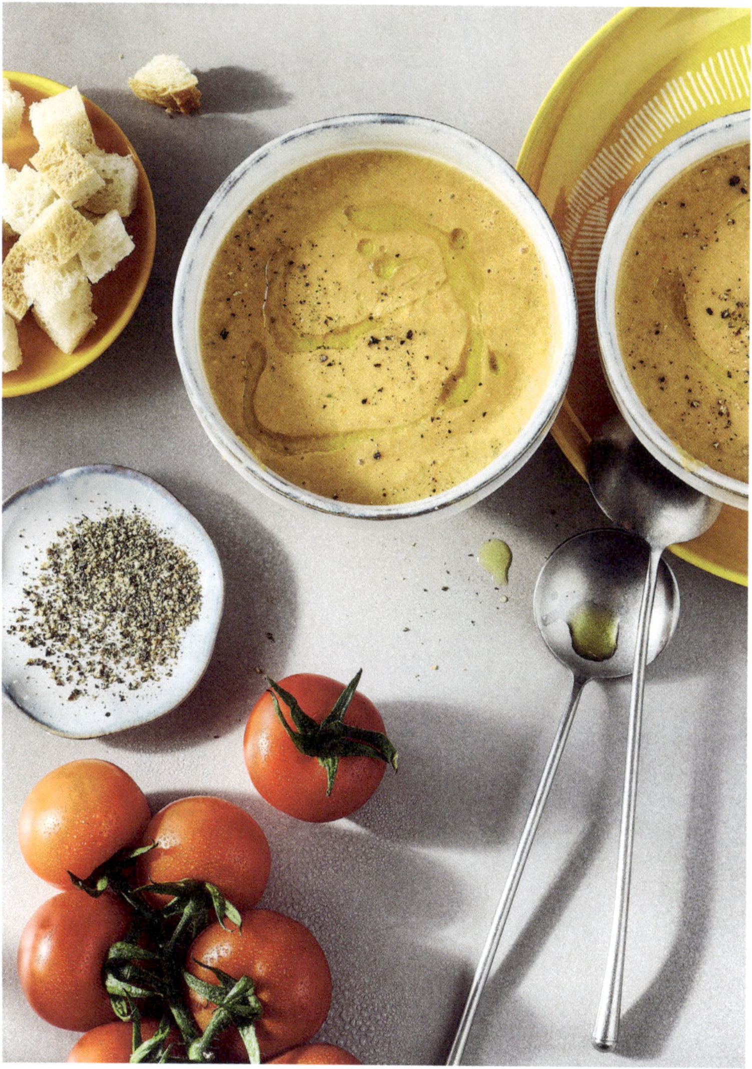

SMOOTHIE-EIS-AM-STIEL

Eis am Stiel kannst du ganz einfach selbst machen. So werden gesunde Smoothies bei Hitze noch erfrischender. Hier sind drei Ideen für ein sommerliches Smoothie-Eis.

ZUTATEN

FÜR 2 PORTIONEN:

Himbeer-Minz-Smoothie
100 ml Hafermilch
250 g Himbeeren
4 Minzblätter

Bananen-Wassermelonen-Smoothie
1 Banane
250 g Wassermelone
100 ml Kokoswasser

Brombeer-Limetten-Smoothie
1 Banane
250 g Brombeeren
Saft von einer Limette
100 ml Wasser

Für die Smoothies jeweils alle Zutaten in einen Mixer geben oder mit dem Pürierstab pürieren. Fertigen Smoothie in Eis-am-Stiel-Förmchen füllen, ins Gefrierfach stellen, warten, genießen.

TIPP:
Wenn du keine Eis-am-Stiel-Förmchen hast, kannst du auch leere Joghurtbecher verwenden und als Stiel einen Kaffeelöffel einsetzen.

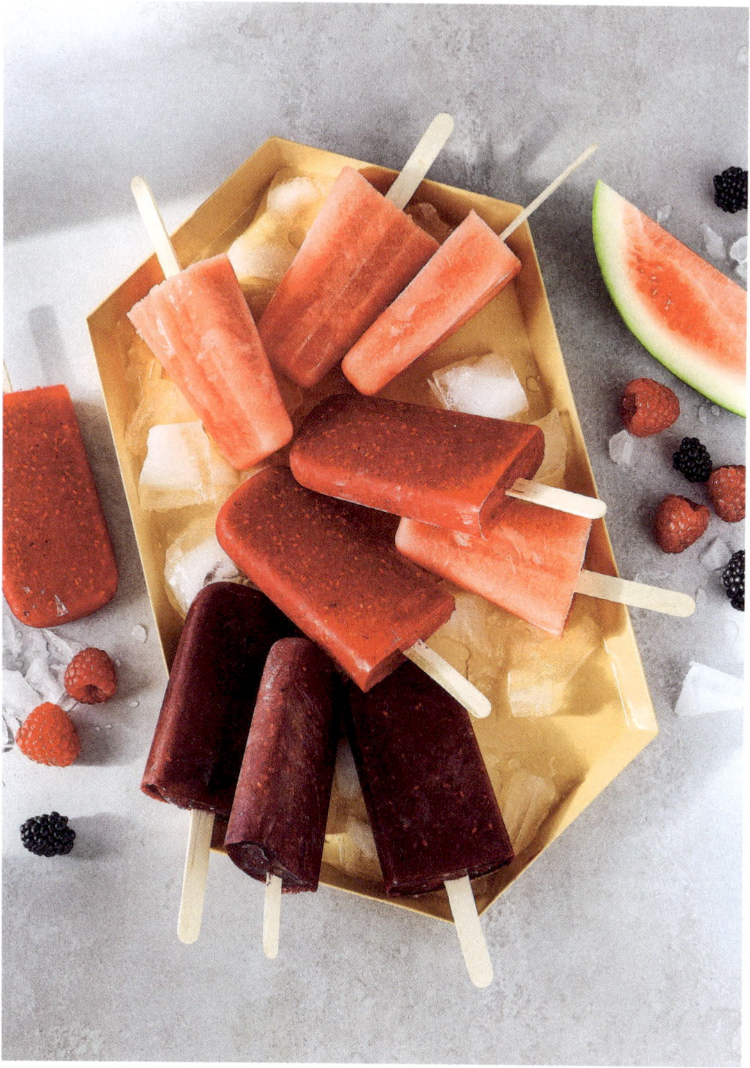

ERBSEN-HUMMUS MIT MINZE

Hummus ist ein traditionelles kaltes Gericht aus dem vorderasiatischen Raum. In dieser Version mit Erbsen und Minze wirkt er besonders erfrischend.

ZUTATEN
FÜR 2 PORTIONEN:

1 Glas Kichererbsen (250 g Abtropfgewicht)
100 g frische Erbsen (alternativ: TK-Erbsen aufgetaut)
1 Knoblauchzehe
1 Zweig Minze
1 Zitrone
2 EL Tahini
5 EL Olivenöl
Salz
Pfeffer

Kichererbsen abgießen und abspülen. Erbsen aus den Schoten lösen, Knoblauch schälen, Minze waschen und trocken schütteln. Zitrone auspressen.
Zitronensaft mit den anderen vorbereiteten Zutaten sowie Tahini und Öl in einen Mixer geben oder in einer Schüssel mit dem Pürierstab zu einer gleichmäßigen Masse pürieren. Mit Salz und Pfeffer abschmecken.

TIPP:
Der Hummus kann mit Brot, Oliven und frischem Gemüse gegessen werden. Dafür am besten wasserreiches Gemüse (siehe Seite 61) nutzen.

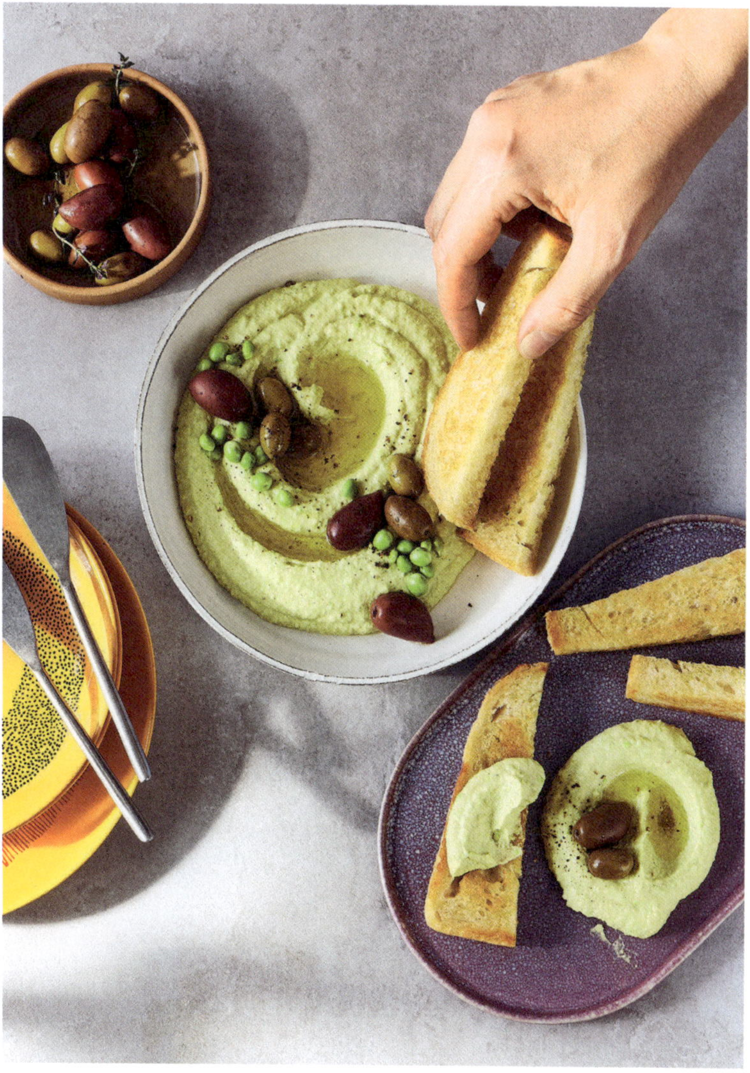

KAPITEL 5

– SCHLAFLOS DURCH DIE TROPENNACHT: EINE UNTER-SCHÄTZTE GEFAHR

Schlaf ist zentral für die menschliche Gesundheit. Im Schlaf werden Abfallprodukte aus dem Gehirn abtransportiert und neu gelernte Dinge im Gedächtnis verankert. Schlaf hilft bei der Reparatur von Muskeln, Knochen und inneren Organen. Und Schlaf stärkt unser Immunsystem, indem er Abwehrmechanismen gegen Infektionen unterstützt und das Immunsystem auf kommende Infektionen oder Verletzungen vorbereitet.

Schlafstörungen erhöhen deshalb die Anfälligkeit für Infektionskrankheiten und schmälern möglicherweise auch die Wirksamkeit von Impfungen. Die negativen Auswirkungen auf das Immunsystem wirken sich wiederum negativ auf die Schlafqualität aus – ein echter Teufelskreis.

Dass guter Schlaf wichtig ist, merkst du spätestens dann, wenn du nicht gut schläfst. Du fühlst dich gerädert, schlapp und müde. Tatsächlich führen Schlafstörungen auch messbar zu einer Verschlechterung der kognitiven Leistungsfähigkeit, insbesondere der Merkfähigkeit, der Aufmerksamkeit und der Verarbeitungsgeschwindigkeit. Deshalb ist guter Schlaf sogar ein Wirtschaftsfaktor, denn Schlafstörungen können Ursache für eine verminderte Produktivität sein.

WIE VIEL SCHLAF BRAUCHE ICH?

Die meisten Menschen benötigen zwischen sieben und neun Stunden Schlaf pro Nacht. Ein Zuviel oder Zuwenig kann negative Folgen für die Gesundheit haben.

DIE SCHLAFARCHITEKTUR:

Der Körper durchläuft verschiedene Schlafstadien, die sich mehrfach wiederholen.

1. Phase: leichter Schlaf; circa 5 Prozent des Nachtschlafs

2. Phase: etwas tieferer Schlaf, Herzfrequenz verlangsamt sich, Körpertemperatur sinkt; circa 50 Prozent des Nachtschlafs

3. Phase: Tiefschlaf, wichtig für Reparaturvorgänge; circa 20–25 Prozent des Nachtschlafs

4. Phase: REM-Schlaf, Traumschlaf, wichtig für Abspeichern neuer Inhalte; circa 20 Prozent des Nachtschlafs

Deshalb nie vergessen:

»Ich achte auf guten Schlaf!«

HERZ, KREISLAUF, PSYCHE: Schlafstörungen machen krank.

GUT SCHLAFEN

Meditation oder Yoga:
Probiere, was dir gefällt.

Unser Gehirn liebt Routine, deshalb solltest du:

TO-DOs

- Morgens und abends feste Zeiten einhalten.
- Dir ein Zubettgeh-Ritual zulegen.
- Am Tag körperlich aktiv sein.
- Regelmäßig Achtsamkeitsübungen machen.
- Die Schlafumgebung optimieren – ruhig, dunkel, kühl, bequem.

Diese Tipps gelten unabhängig von Hitze für uns alle, besonders bei Schlafproblemen.

Schlafhygiene:

Das Bett nur nachts, nicht tagsüber nutzen.

NOT-TO-DOS

- Koffein und Alkohol ab dem späten Nachmittag.
- Schwere Mahlzeiten am Abend.
- Nickerchen am späten Nachmittag.
- Zu viel Kunstlicht am Abend.
- Im Bett noch auf den Bildschirm starren.

Bei der Kontrolle ihres Schlafverhaltens setzen viele von uns auf die Unterstützung moderner Technik. Die meisten Hersteller von Smart Watches bieten mittlerweile irgendeine Form des Schlaf-Trackings an. Viele der elektronischen Uhren zeigen auch einen Schlafqualitätsindex auf. Klassischerweise wird Schlaf hingegen in Schlaflaboren untersucht. Dort werden die Menschen umfangreich verkabelt, unter anderem zur Messung von Hirnströmen, Herzströmen und Muskelaktivität. Kann nun ein kleines Gerät am Handgelenk diese Messungen wirklich ersetzen?

Die kurze Antwort darauf lautet: Nein. Die Geräte erkennen zwar mittlerweile ziemlich gut, dass du schläfst. Sie überschätzen die Schlafdauer aber tendenziell, weil sie auch ruhiges Daliegen im wachen Zustand immer wieder fälschlich als Schlaf einschätzen. Auch die Einteilung des Schlafes in Schlafstadien (siehe Seite 75) gelingt Smart Watches nur mittelmäßig gut. Kein Wunder: Schlafstadien unterscheiden sich hauptsächlich in der Aktivität von Hirnströmen und die kann eine Armbanduhr nicht messen. Tendenziell überschätzen die Smart Watches die Dauer des leichten Schlafes und unterschätzen die Tiefschlafdauer.

DEIN MINI-HACK

»Nicht nur auf die Smart Watch verlassen – ich achte selbst aufmerksam auf mein Schlafverhalten.«

MEHR SCHLAGANFÄLLE DURCH TROPENNÄCHTE

Einer Studie zufolge führen hohe nächtliche Temperaturen zu einem um 7 Prozent erhöhten Risiko für Schlaganfälle.[22]

DEMNACH BESONDERS GEFÄHRDET: ÄLTERE MENSCHEN UND FRAUEN.

Risiko nimmt zu: 2006–2012 waren hohe nächtliche Temperaturen für zwei zusätzliche Schlaganfälle pro Jahr verantwortlich. In den Jahren 2013–2020 nahm die Zahl der Tropennächte so stark zu, dass es zu 33 zusätzlichen Schlaganfällen pro Jahr kam.

Das bedeutet für dich:

Hitzemanagement = Gesundheitsschutz

Ausgewertet wurden Daten aus der Region Augsburg zu 11 000 Schlaganfällen über einen Zeitraum von 15 Jahren.

Hitze ist ein großes Problem für unseren Schlaf und damit auch für unsere Gesundheit. Denn der weltweite Anstieg der Temperaturen betrifft auch die Temperaturen in der Nacht und heiße Nächte sind Gift für guten Schlaf. Wenn es heiß ist, leiden sowohl die Schlafdauer als auch die Schlafqualität.
Während normalerweise eine niedrigere Umgebungstemperatur dem Körper signalisiert, dass es Zeit fürs Schlafen ist, können höhere Temperaturen diesen Effekt zunichtemachen. Hitze führt auch dazu, dass du nachts häufiger aufwachst. Der Schlaf ist zudem weniger erholsam, weil die Schlafarchitektur (siehe Seite 75) durcheinanderkommt. Insbesondere die Dauer von REM-Schlaf und Tiefschlaf nehmen ab. Und noch ein weiterer Effekt kann zu schlechterer nächtlicher Erholung führen: Unsere Körpertemperatur schwankt im Tagesverlauf um bis zu 1 °C. Im Schlaf ist sie normalerweise am niedrigsten. Eine zu warme Schlafumgebung kann diesen natürlichen Prozess stören.

»BEI TROPEN-NÄCHTEN ... KANN MAN NICHT MEHR VON NACHTRUHE SPRECHEN.«[23]

Margit Egg

GUTER SCHLAF BEI HITZE

1 — **Körper tagsüber kühl halten und viel trinken.** Wer dehydriert ist, schwitzt weniger und kann auch nachts seine Körpertemperatur schlechter regulieren.

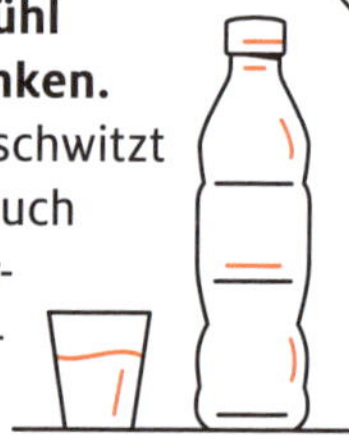

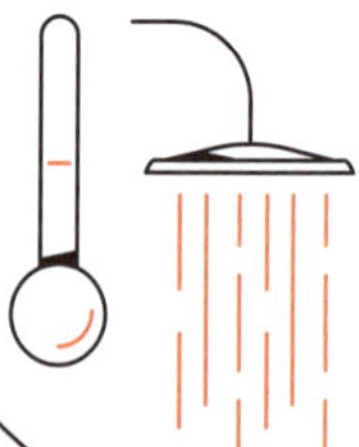

Kühle (nicht kalte) Dusche vor dem Schlafengehen. Nach dem Duschen nur oberflächlich abtrocknen. Die verbleibende Feuchtigkeit sorgt für Abkühlung. — 2

3

Nackt schlafen.
Wer das nicht möchte, sollte einen möglichst dünnen Schlafanzug tragen.

4

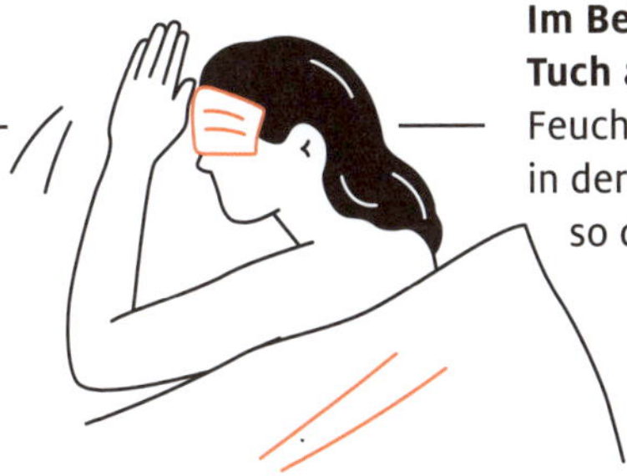

Im Bett ein feuchtes Tuch auf die Stirn legen.
Feuchtigkeit verdunstet in der Nacht und kühlt so den Körper.

5

Ohne Decke schlafen.
Wer auf eine Decke nicht verzichten will, nimmt ein dünnes Leintuch als Decke.

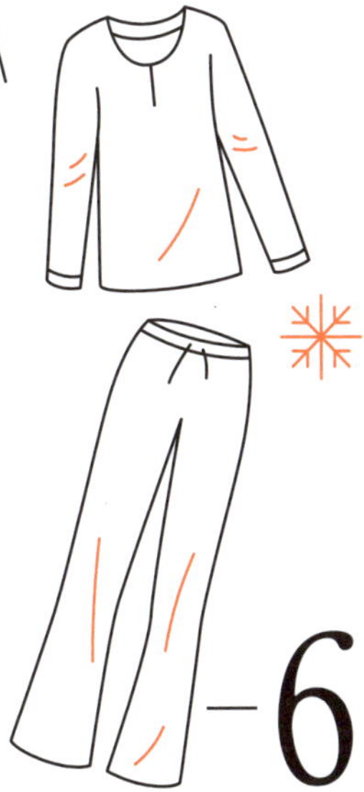

6

Schlafbekleidung kurz ins Gefrierfach legen.
Schlafanzug, Nachthemd oder Laken spenden nach dem Kältebad erfrischende Kühle.

Idealerweise sollte die Temperatur im Schlafzimmer zwischen 18 und 20 °C liegen. Das ist bei sommerlichen Hitzewellen ohne Klimaanlage allerdings kaum zu schaffen. Damit es im Schlafzimmer dennoch nicht übermäßig heiß wird, gilt Folgendes: Lüften hilft nur dann, wenn es draußen kälter ist als drinnen. Meistens fallen die Temperaturen in der Nacht und ganz besonders in den frühen Morgenstunden so weit, dass sich Lüften lohnt. Besonders effektiv ist es dann, möglichst alle Fenster zu öffnen und für Durchzug zu sorgen. Wenn du zwei Stockwerke bewohnst, machst du dir außerdem den Kamineffekt zunutze, wenn du die Fenster in beiden Etagen öffnest. Wer die Räume nicht mit Rollläden oder Jalousien von außen vor der Sonneneinstrahlung schützen kann (siehe Seite 85), sollte auf eine innen liegende Verschattung zurückgreifen, zum Beispiel Innenrollos direkt am Fenster. Sie sollten möglichst lichtundurchlässig, weiß und reflektierend sein. Außerdem gibt es transparente Sonnenschutzfolien, die am besten außen auf die Fenster angebracht werden.

DEIN MINI-HACK

»Lüften, aber richtig. Ich weise der Hitze die Tür und lasse die kühle Morgenluft rein.«

RÄUME VERSCHATTEN

Rollläden oder Jalousien vor den Fenstern schützen dich nicht nur vor neugierigen Blicken, sondern auch vor überhitzen Zimmern.

WICHTIG DABEI IST:

Tagsüber geschlossen halten. Spätestens wenn die Sonne auf das entsprechende Fenster scheint, Rollladen runter!

Rollläden und Jalousien sollten allerdings nicht ganz zu sein, da sich sonst Hitze im Zwischenraum zum Fenster stauen kann.

BALKON ODER TERRASSE:

Hier helfen Markisen oder Sonnensegel.

Guter Schlaf, mehr Erholung: Verschattung lohnt sich.

ES GRÜNT SO GRÜN

Eine coole Möglichkeit der Dämmung ist die Begrünung von Fassade und Dach. Das schützt nicht nur vor Hitze (und Kälte), sondern kann auch Schadstoffe aus der Luft filtern.

SCHATTENPLÄTZCHEN SUCHEN!

Auf Balkon und Terrasse oder im Garten sorgen Schatten spendende Pflanzen für Abkühlung.

Lass es wirken:

Begrünte Fassaden – Nahrung für die Seele

Studien zeigen, dass Menschen schneller aus dem Krankenhaus entlassen werden können, wenn sie durch ihre Fenster ins Grüne schauen.[24]

SPOILER: Der Blick ins Grün – und s

… nur auf den bepflanzten Balkon – hilft der Gesundheit.

Auch die Inneneinrichtung der Wohnung kann einen Effekt auf die Raumtemperatur haben. So speichern zum Beispiel Teppiche Wärme. Deshalb sollten sie im Sommer besser weggeräumt werden. Holz- oder Steinböden sorgen dafür, dass sich die Wohnung kühler anfühlt.

Hilfreich können auch Ventilatoren sein. Der Luftzug bewirkt, dass Schweiß auf der Haut schneller verdunstet. Damit wird die körpereigene Kühlung effektiver. Nachts helfen Ventilatoren, die kalte Außenluft im Haus oder in der Wohnung zu verteilen. Ist es heißer als 35 °C, sollten sie allerdings nicht mehr genutzt werden: Dann sorgt der Wind des Ventilators nicht mehr für Kühlung, sondern wirkt wie ein Föhn. Außerdem legt eine Studie nahe, dass Ventilatoren bei dehydrierten Personen zusätzlich das Herz-Kreislauf-System belasten.[25] Deshalb ist es empfehlenswert, Ventilatoren nur dann zur Abkühlung zu nutzen, wenn man ausreichend getrunken hat.

Elektrische Geräte produzieren übrigens auch Hitze. Es ist also sinnvoll, dass du dir genau überlegst, welche Geräte du unbedingt brauchst, wenn es heiß ist. Alles andere solltest du ausschalten.

KAPITEL 6

– DENKEN UND ARBEITEN – UND DAS BEI 30 GRAD PLUS

Hitze schränkt die Arbeitsfähigkeit ein. Schätzungen gehen davon aus, dass extreme Temperaturen im Jahr 2024 weltweit für den Ausfall von über 600 Milliarden Arbeitsstunden verantwortlich waren. Das ist nahezu eine Verdopplung im Vergleich zu den 1990er Jahren. In Geld übersetzt bedeutet es einen Verlust von mehr als 1 Bio. USD, was fast 1 Prozent des globalen Bruttoinlandsprodukts entspricht.[26] Die Weltgesundheitsorganisation schätzt, dass die Produktivität ab einer Temperatur von 20 °C pro Grad um 2 bis 3 Prozent abnimmt.[27]

Dabei trifft Hitze vor allem diejenigen, die im Freien oder in nicht klimatisierten Räumen körperlich arbeiten müssen, beispielsweise auf Baustellen oder in der Landwirtschaft.

Die körperliche Leistungsfähigkeit nimmt bei Hitze ab, weil der Körper einen Teil seiner Energiereserven für die eigene Kühlung einsetzen muss. Daneben belastet Hitze unter anderem das Herz-Kreislauf-System, sodass dessen volle Leistung nicht mehr für die Arbeit zur Verfügung steht.

Das Gleiche gilt im Prinzip auch für Sport – anders als bei der Arbeit ist es beim Training jedoch meist möglich, die heißesten Stunden des Tages zu meiden.

DEIN MINI-HACK

»Es muss nicht alles heute sein. Bei großer Hitze lasse ich es langsam angehen.«

WANN GIBT ES HITZEFREI?

Sprich doch mal mit deinen Vorgesetzten.

Im Gegensatz zur Schule gibt es in der Arbeitswelt in der Regel kein »hitzefrei«. Es besteht aber ein gesetzlicher Anspruch auf Schutz vor den gesundheitlichen Risiken von Hitze. Die Anpassung von Arbeitszeiten ist dafür eine Möglichkeit.

Dabei gilt:

AB EINER TEMPERATUR VON 26 °C:

Maßnahmen zum Hitzeschutz **sollen** ergriffen werden.

AB EINER TEMPERATUR VON 30 °C:

Maßnahmen zum Hitzeschutz **müssen** ergriffen werden.

AB EINER TEMPERATUR VON 35 °C:

Der Arbeitsplatz gilt als ungeeignet, es sollten Alternativen für einen kühleren Arbeitsplatz gefunden werden.

COOLER ARBEITSPLATZ

Es gibt für Angestellte keinen Anspruch auf ganz bestimmte Maßnahmen zum Hitzeschutz. Das Unternehmen entscheidet, was an heißen Tagen gilt.

BEISPIELE FÜR MÖGLICHE MASSNAHMEN SIND:

In den frühen Morgenstunden lüften

Ventilatoren aufstellen

Gleitzeit ermöglichen

Kleidungsvorschriften lockern

Kühle Getränke zur Verfügung stellen

SCHUTZ BEI ARBEIT IM FREIEN

)nnensegel, häufigere Pausen, Verlegung der Arbeitszeiten.

Hitze beeinträchtigt auch Menschen, die keiner körperlichen Arbeit nachgehen, denn sie schränkt die Funktion des Gehirns ein. So verschlechtern sich bei hohen Temperaturen das Arbeitsgedächtnis, die Verarbeitungsgeschwindigkeit, die Aufmerksamkeit und die Konzentration. Die Merk- und die Lernfähigkeit können reduziert sein. Das zeigt sich auch bei unseren Kindern: Studien haben ergeben, dass Schülerinnen und Schüler bei standardisierten Tests schlechter abschneiden, wenn es besonders heiß ist.[28]

Hitze schadet dem Gehirn dabei auf verschiedene Arten: So gibt es Hinweise dafür, dass Nervenzellen direkt geschädigt werden. Hitze kann außerdem kleine Entzündungen im Gehirn auslösen und so ebenfalls die Nervenzellen angreifen. Außerdem kann sie das Gleichgewicht verschiedener Botenstoffe durcheinanderbringen und die Durchblutung des Gehirns verschlechtern. Zudem stört Hitze die natürliche Barriere, die das Gehirn vor Schadstoffen im Blut schützt. Dadurch können Schadstoffe leichter ins Gehirn gelangen und dort Nervenzellen schädigen. Das ist auch deshalb so verheerend, weil bei Hitze häufig die Luftverschmutzung höher ist und deshalb mehr Schadstoffe ins Blut gelangen.

COOLES ARBEITEN IM HOMEOFFICE

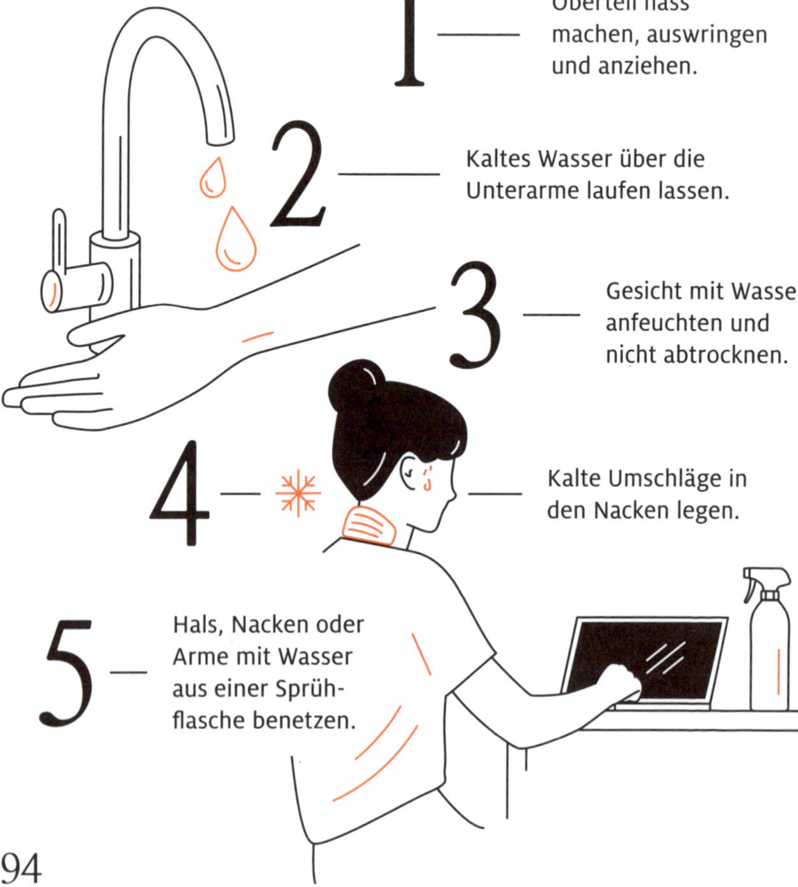

1 — Oberteil nass machen, auswringen und anziehen.

2 — Kaltes Wasser über die Unterarme laufen lassen.

3 — Gesicht mit Wasser anfeuchten und nicht abtrocknen.

4 — Kalte Umschläge in den Nacken legen.

5 — Hals, Nacken oder Arme mit Wasser aus einer Sprüh- flasche benetzen.

Sind Klimaanlagen die Lösung all dieser Probleme? Betrachtet man nur die Person, die sich in einem klimatisierten Raum befindet und die Auswirkungen auf die individuelle Gesundheit dieser Person, dann lautet die einfache Antwort: Ja, der Einsatz von Klimaanlagen kann dazu beitragen, die negativen Effekte von Hitze abzumildern.

Problematisch wird es allerdings, wenn Klimaanlagen ausfallen, sei es wegen eines technischen Defekts oder aufgrund eines Stromausfalls. Das trifft vor allem dann zu, wenn außer Klimaanlagen keine zusätzlichen Maßnahmen zum Hitzeschutz ergriffen worden sind. Dann wird es bei einem Ausfall unerträglich. Besonders dramatisch zeigt sich das in heißen Ländern, wo es immer wieder zu hitzebedingten Todesfällen kommt, wenn Klimaanlagen ihren Dienst versagen.

Kontraproduktiv können Klimaanlagen außerdem sein, wenn sie flächendeckend eingesetzt werden. Sie werden dann zur Falle für Menschen, die draußen unterwegs sind, weil die Anlagen ihre Abwärme nach außen abgeben. Der flächendeckende Einsatz treibt die Temperatur in Städten also weiter in die Höhe. Ohnehin kann es in Städten während Hitzewellen 10 °C heißer sein als im Umland. Ein weitverbreiteter Einsatz von Klimaanlagen würde dieses Problem verschärfen.

Hitze schränkt nicht nur unsere Arbeitsfähigkeit ein, sie verändert auch unser Denken. Ein gut belegter Zusammenhang besteht zwischen Hitze und Aggression. Studien zeigen, dass Menschen an heißen Tagen eine kürzere Zündschnur haben.[29] Ob aggressives Verhalten im Straßenverkehr, Fouls beim Sport oder sogar Gewaltkriminalität – all das nimmt bei Hitze zu. Es gibt sogar Hinweise darauf, dass kollektive Gewalt – also Gewalt zwischen größeren Gruppen oder sogar zwischen Staaten – mit steigenden Temperaturen wahrscheinlicher wird.

Der Zusammenhang zwischen Hitze und Aggression zeigt sich immer wieder. Bei Experimenten im Labor reagieren Menschen aggressiver, wenn die Temperatur im Raum hochgedreht wird. Innerhalb des gleichen Landes wird in heißeren Regionen mehr aggressives Verhalten beobachtet. Und auch innerhalb ein und derselben Region nimmt aggressives Verhalten zu, wenn es heißer wird. Eine Erklärung für diesen Zusammenhang ist, dass Hitze ein Gefühl von Unbehagen verursacht. Das wiederum erhöht unsere Reizbarkeit. Außerdem nehmen wir andere Menschen schneller als feindselig wahr. Kommt der normale Alltagsstress dazu, kann es passieren, dass wir aggressiv reagieren.

DEIN MINI-HACK

»Wenn es heiß ist, versuche ich hitzige Diskussionen zu vermeiden.«

GELASSEN BLEIBEN – TROTZ HITZE

Genervt? Ein paar einfache Tricks helfen dir, deine Reizbarkeit zu senken und bewahren dich vor dem Explodieren.

5-SEKUNDEN-REGEL:

Nicht so schnell reagieren. Halte 5 Sekunden inne und reagiere erst dann. Studien zeigen, dass Menschen weniger aggressiv sind, wenn sie vor einer Reaktion zu einer kurzen Pause gezwungen waren.

RELAX:

»Ich schiebe alles Negative weg. Ich entspanne.«

BEWUSSTES ATMEN:

Zehn tiefe Atemzüge mit geschlossenen Augen. Beim Einatmen im Kopf langsam bis drei, beim Ausatmen bis sechs zählen. Beim Ausatmen alle Anspannungen loslassen.

Während der immer häufigeren und heißeren Hitzewellen erfahren viele Menschen den Klimawandel am eigenen Leib. Nur verständlich, dass dabei Angst und Verzweiflung aufkommen. Das ist gerade bei jungen Menschen der Fall, die ihr ganzes Leben vor sich haben, und das mit aktuell eher düsteren Aussichten für das Klima. Aber auch Menschen, die zu gefährdeten Gruppen gehören, sind von Klimaangst betroffen. Und diese Gefühle sind im Angesicht der Klimakrise keine Seltenheit mehr: Über die Hälfte der befragten Jugendlichen und jungen Erwachsenen zeigte sich in einer Studie sehr oder sogar extrem besorgt. In Ländern, die schon jetzt stark unter den Folgen des Klimawandels leiden, berichten fast drei Viertel der Befragten, dass solche Sorgen ihren Alltag beeinträchtigten – ein deutliches Warnsignal in Bezug auf die psychische Gesundheit.[30]

Auch andere Gefühle kommen im Zusammenhang mit steigenden Temperaturen immer häufiger vor: Sei es Wut oder auch Trauer über die sich verändernde Umwelt. Der australische Philosoph Glenn Albrecht prägte im Zusammenhang mit schweren Dürren den Begriff der Solastalgie. In Anlehnung an Nostalgie bezeichnet er damit den seelischen Schmerz, der durch die dauerhafte Veränderung eines geliebten Orts entsteht.

Sprich i

1-MINUTE-TO-DO

KLIMAANGST – DU BIST NICHT ALLEIN

Wenn du angesichts steigender Temperaturen Sorgen und Ängste hast, bist du damit kein Einzelfall. Solche Gefühle können belastend sein, sind aber meist ganz normal.

TAUSCHE DICH AUS.

Freunde. Familie. Kollegium.

Mit anderen Menschen über die eigenen Gefühle zu sprechen, kann entlastend sein. Gleichgesinnte findest du auch in sogenannten Klima-Cafés.

ENGAGIERE DICH.

Sinnvoll. Lösungsorientiert. Aktiv.

Hier trägt dich der Aspekt des Selbstwirksamkeitserlebens. Das Gefühl etwas Sinnvolles zur Lösung eines Problems beigetragen zu haben, kann im Umgang mit schwierigen Gefühlen helfen.

Möglichkeiten, dich zu engagieren, findest du im Internet (siehe Seite 154).

weifelsfall mit einem Psychotherapeuten oder einer Ärztin über deine Ängste.

VORBILDLICH!

Wer sich klimafreundlich verhält, stärkt sein Selbstwirksamkeitserleben und kann positive Effekte vervielfachen: Als Vorbild inspirierst du andere Menschen, ihr Verhalten zu überdenken.

SEI NICHT ZU STRENG MIT DIR:

Es geht alle an.

Du bist nicht allein für die Bewältigung des Klimawandels verantwortlich. Es ist die Aufgabe der gesamten Gesellschaft, gerechte und wirksame Schutzmaßnahmen umzusetzen.

BEGRENZE DEINEN NACHRICHTENKONSUM.

Kein Doomscrolling.

Schlagzeilen klingen häufig hochdramatisch. Und das macht es verlockend, immer weiterzulesen. Doch der exzessive Konsum negativer Nachrichten (Doomscrolling) schadet oft mehr, als er nützt.

Setz dir ein Zeitlimit für deinen Nachrichtenkonsum.

»EIGENTLICH IST KLIMAANGST GRUND-SÄTZLICH VERNÜNFTIG.«[31]

Kathrin Macha

KAPITEL 7

– KINDER,
KRANKE,
ALTE – WER
AM MEISTEN
GEFÄHRDET
IST

Manche Menschen sind von Hitzewellen besonders stark betroffen – weil sie Hitze aufgrund ihres individuellen Temperaturempfindens nicht so gut wahrnehmen, weil ihr Körper seine Temperatur schlecht regulieren kann oder weil sie wenig Möglichkeiten haben, sich vor Hitze zu schützen oder diese zu vermeiden.
So haben Babys und Kleinkinder in Relation zu ihrem Gewicht eine recht große Körperoberfläche und sie schwitzen weniger als Erwachsene, weshalb sie ihre Körpertemperatur nicht so effektiv steuern können. Außerdem sind sie noch nicht in der Lage, Verhaltensregeln bei Hitze eigenständig umzusetzen und sie können ihr Durstgefühl nicht gut äußern. Dadurch besteht das Risiko, dass sie zu wenig trinken. Weil sie zudem geringere Flüssigkeitsreserven haben, laufen sie schneller Gefahr zu dehydrieren. Ihre im Vergleich zu Erwachsenen höhere Stoffwechselrate erhöht ihre Körpertemperatur zusätzlich, was bei Hitze nachteilig ist. Auch dass ihnen zu warm ist, können Babys und Kleinkinder noch nicht so klar äußern.

DAS HILFT BABYS UND KLEINKINDERN BEI HITZE

1. Trinkmenge beachten, ans Trinken erinnern. Stillfrequenz erhöhen.
2. Wasserreiches Obst und Gemüse als Snack anbieten.
3. Sonne meiden / auf guten Sonnenschutz achten (50+).
4. Lange, luftige Kleidung, Kopfbedeckung, Sonnenbrille.
5. Auf intensive Bewegung verzichten.

ZU HEISS FÜR DRAUSSEN?

Um festzustellen, ob es deinem Kind zu heiß ist, fühlst du am besten knapp unterhalb des Nackens zwischen den Schulterblättern: Diese Stelle sollte warm, aber nicht verschwitzt sein.

UND NUN?

Statt raus in die Hitze zu gehen, könnt ihr in einem kühlen Zimmer oder an einem luftigen und schattigen Plätzchen lesen, basteln, Spiele spielen …

Abkühlen und Spaß haben:

Splash! Wie wär's mit einer Wasserschlacht?

Sprühflaschen, Spritzen, wiederverwendbare Wasserbomben, Planschbecken …

Eine Schwangerschaft sorgt auch ohne zusätzliche Hitze für eine Mehrbelastung des Kreislaufs. Kommt eine Hitzewelle hinzu, können schnell Kreislaufprobleme entstehen. Viele Schwangere schwitzen auch stark, was zu einem Verlust von Elektrolyten führen und somit ebenfalls gesundheitliche Probleme verursachen kann.
Darüber hinaus kann Hitze auch für das ungeborene Kind zur Gefahr werden: Hitzewellen erhöhen das Risiko für ein geringes Geburtsgewicht und für Frühgeburten. Frühgeburten gehen nicht nur mit einer höheren Sterblichkeit und medizinischen Komplikationen beim Neugeborenen einher, sie erhöhen auch die Gefahr für bestimmte Erkrankungen im späteren Leben.
Auch die Durchblutung der Gebärmutter kann bei Hitzewellen geringer sein, was die Versorgung des ungeborenen Kindes mit Nährstoffen verschlechtert. Das kann Wachstumsstörungen zur Folge haben.
Hohe Temperaturen in einer frühen Phase der Schwangerschaft können außerdem das Risiko für spätere psychische Erkrankungen bei den Nachkommen erhöhen. Die Gründe dafür sind noch nicht vollständig erforscht.

Auch für ältere Menschen kann Hitze zum Problem werden. Sie nehmen die extremen Temperaturen oft nicht mehr so gut wahr. Außerdem ist bei vielen Seniorinnen und Senioren das Herz-Kreislauf-System schlechter in der Lage, sich an Hitze anzupassen, als das noch in jungen Jahren der Fall war. Sie schwitzen auch weniger, sodass sich ihr Körper weniger gut kühlen kann. Und sie haben weniger Durst, weshalb sie bei Hitze Gefahr laufen, zu wenig Wasser zu sich zu nehmen. Darunter leidet vor allem das Gehirn. Deshalb steigt auch das Risiko für akute Verwirrtheitszustände. Ältere Menschen leiden außerdem häufiger unter Vorerkrankungen, die in Verbindung mit Medikamenten die Anfälligkeit für Hitze weiter erhöhen.

Pflegebedürftige Menschen sind aus ähnlichen Gründen wie Ältere besonders anfällig für Hitze. Auch sie haben häufig mehrere Vorerkrankungen, die eine Medikamenteneinnahme erfordern. Dazu kommt, dass viele pflegebedürftige Menschen in ihrer Mobilität eingeschränkt oder sogar bettlägerig sind. Deshalb ist es für sie schwer oder unmöglich, kühle Orte aufzusuchen. In jedem Fall sind sie auch bei der Umsetzung von Hitzeschutzmaßnahmen häufig auf die Hilfe anderer Menschen angewiesen.

AUFEINANDER SCHAUEN

Gibt es in deinem Umfeld besonders gefährdete Menschen? Du kannst sie unterstützen.

Trau dich: Hilfe – schnell und konkret

BEISTAND BEI HITZE

- Aufklären über die Gefahren.
- Einmal täglich nach dem Befinden erkundigen.
- Versorgung mit Flüssigkeit sicherstellen.
- Besorgungen erledigen.
- Gemeinsam kühle Orte aufsuchen.

Menschen mit Vorerkrankungen gehören bei Hitze zu den Risikogruppen. Dazu zählen auch Patientinnen und Patienten mit psychischen Erkrankungen. Studien zeigen, dass sie im Vergleich zu Menschen ohne solche Erkrankungen ein deutlich höheres Risiko haben, während Hitzewellen zu sterben.[32] Das hat verschiedene Ursachen: Von einigen wird Hitze nicht so deutlich als Gefahr wahrgenommen, anderen fällt es schwer, Empfehlungen für das richtige Verhalten umzusetzen. Außerdem beeinträchtigen bestimmte Medikamente oder sogar die Erkrankung selbst die Fähigkeit des Körpers, seine Temperatur zu regulieren.

Auch Herz-Kreislauf-Erkrankungen erhöhen das gesundheitliche Risiko in Hitzewellen. Das liegt unter anderem daran, dass der Körper schlechter auf Hitze reagieren kann, zum Beispiel im Hinblick auf den Anstieg der Herzfrequenz. Und auch die bei Herz-Kreislauf-Erkrankungen häufig verordneten Medikamente können einen negativen Einfluss auf die Hitzetoleranz haben.

Wer regelmäßig Medikamente einnimmt, sollte mit der Ärztin oder dem Arzt besprechen, ob eine Anpassung der Dosis bei Hitzewellen notwendig ist.

MEDIKAMENTE UND HITZE

Manche Medikamente können bei Hitzewellen zur Gefahr werden – zum Beispiel, weil sie die Fähigkeit des Körpers einschränken, seine Temperatur zu regulieren.

NIMMST DU EINES ODER MEHRERE DER FOLGENDEN MEDIKAMENTE?

Blutdruckmedikamente, vor allem Betablocker und Diuretika (Wassertabletten)

Psychopharmaka, insbesondere bestimmte Antipsychotika, Antidepressiva, Lithium und Beruhigungsmittel (Benzodiazepine)

Medikamente gegen Parkinson

Medikamente in Pflasterform

ACHTUNG:

Nie die Medikation ohne Absprache ändern.

Konsultiere rechtzeitig deinen Arzt oder deine Ärztin.

MEDIKAMENTEN-CHECK

Mach einen Termin in der Arztpraxis oder Apotheke. Besprich dort, wie du bei einer Hitzewelle reagieren sollst.

GRUNDSÄTZLICH BEACHTEN SOLLTEST DU, …

… dass viele Medikamente nicht bei zu hohen Temperaturen aufbewahrt werden dürfen. Ein Blick in die Packungsbeilage gibt Aufschluss.

… dass sich deine Hausapotheke an einem kühlen und schattigen Ort befindet.

UNSICHER?

Frag nach, ob deine Medis in den Kühlschrank sollten.

Am besten du informierst dich schon im Frühjahr, dann bist du, wenn's heiß wird, perfekt vorbereitet.

Auch Menschen mit Nierenerkrankungen und Diabetes mellitus müssen bei hohen Temperaturen vorsichtig sein. Die Krankheiten können den Flüssigkeitshaushalt beeinflussen, was bei Hitzewellen das Gesundheitsrisiko erhöht. Lungenerkrankungen können sich durch Hitzewellen ebenfalls verschlechtern, auch weil dann häufig eine höhere Luftverschmutzung herrscht.
Suchterkrankungen sind ein weiterer Gefahrenfaktor in Hitzezeiten. Suchtkranke konsumieren Substanzen, die gravierende Folgen für die Hitzetoleranz des Körpers haben können. Gleichzeitig können viele Menschen mit Suchterkrankungen ihren Konsum nicht gut kontrollieren und deshalb auch bei Hitze nicht einfach davon ablassen. Viele Substanzen beeinträchtigen jedoch die Wahrnehmung von Hitze als Gefahr. Alkohol führt zudem dazu, dass der Körper Wasser verliert. Stimulanzien wie Amphetamin können die Körpertemperatur erhöhen, was sie in Hitzewellen besonders gefährlich macht. Kokain erschwert die Regulierung der Körpertemperatur durch Schwitzen. Außerdem kann es die Fähigkeit zur Steuerung der Körpertemperatur im Gehirn reduzieren.

GEFÄHRLICHE VERBRENNUNGEN

Im Südwesten der USA liegen die Temperaturen im Sommer mittlerweile regelmäßig über 40 °C. Asphalt und andere Oberflächen wie Metallgeländer werden in der prallen Sonne nicht selten doppelt so heiß.

ES BESTEHT AKUTE VERBRENNUNGSGEFAHR!

Auch wenn kleine Kinder unbedacht barfuß nach draußen gehen.

Besonders gravierend sind Verbrennungen, wenn jemand kollabiert und auf dem heißen Asphalt liegen bleibt. Das betrifft oft Suchtkranke, Obdachlose oder ältere Personen, die eine dünnere Haut haben, weshalb es schneller zu Verbrennungen kommt.

Schwere Verbrennungen können zum Tod führen.

Studien belegen, dass solche Verbrennungen in den vergangenen Jahren deutlich häufiger geworden sind.[33]

»DIE ERDE HAT FIEBER – UND DAS FIEBER STEIGT.«[34]

Albert »Al« Gore

Eine weitere Risikogruppe sind übergewichtige und fettleibige Menschen. Sie haben in Relation zu ihrem Körpergewicht eine geringere Körperoberfläche, weshalb sie ihre Körpertemperatur schlechter regulieren können. Die isolierende Wirkung von Fett verstärkt diesen Effekt noch.

Betroffen sind auch sozial benachteiligte Menschen und Angehörige bestimmter Berufsgruppen. Sozial Benachteiligte leben oft an Orten in der Stadt, die sich stark aufheizen (zum Beispiel viel befahrene Straßen in der Innenstadt), oder in Wohnungen, die sich besonders schlecht kühl halten lassen. Auch arbeiten sie häufiger in Berufen, bei denen sie Hitze ausgesetzt sind. Ganz besonders gefährdet sind obdachlose Menschen: Sie sind der Hitze häufig schutzlos ausgeliefert. Aber auch Menschen, die schwere körperliche Arbeit im Freien verrichten, wie Dachdeckerinnen oder Bauarbeiter, können sich schlecht vor Sonne schützen.

Manchmal ist ein und dieselbe Person auch mehreren Gefahrenquellen gleichzeitig ausgesetzt: zum Beispiel, wenn ältere Menschen mit Vorerkrankungen in sozial benachteiligten Verhältnissen leben. Bei ihnen potenzieren sich die Risikofaktoren.

RISIKOGRUPPEN – UNTERSCHIEDLICHE BEDÜRFNISSE

1 — **Obdachlose.** Öffentliche, rund um die Uhr zugängliche kühle Räume.

2 — **Angehörige bestimmter Berufsgruppen.** Verbot körperlicher Arbeit beim Erreichen bestimmter Temperaturen.

3 — **Ältere alleinstehende Menschen.** Aufsuchende Hilfen: Jemand kommt, und kümmert sich.

Sogenannte aufsuchende Hilfen – zum Beispiel Hitzebusse – sind auch für Obdachlose oft die Rettung.

In Frankreich können sich Ältere registrieren und werden dann bei Hitze regelmäßig kontaktiert.

KAPITEL 8

– KÄLTE-RESERVEN AKTIVIEREN – TRAINIERE DEINE HITZE-TOLERANZ

Beim Umgang mit Hitze können zwei grundlegende Arten von Anpassungsvorgängen unterschieden werden: die verhaltensbezogene Hitzeanpassung und die körperliche Hitzeanpassung. Verhaltensbezogene Hitzeanpassung bedeutet beispielsweise, dass wir bei Hitze mehr trinken, dass wir uns leichter kleiden oder dass wir anstrengende Aktivitäten in den heißesten Stunden des Tages meiden. Die körperliche Hitzeanpassung betrifft Vorgänge in unserem Körper, die wir nicht bewusst steuern können: wie viel wir schwitzen, wie stark sich die Durchblutung der Haut ändert oder wie sich unsere Herzfrequenz bei hohen Temperaturen verhält.

Wie gut der Körper mit Hitze umgehen kann, ist individuell sehr verschieden. Aber wer gesund ist, kann daran arbeiten, die Hitzetoleranz seines Körpers zu verbessern. Der beste Zeitpunkt dafür ist, bevor es richtig heiß wird – spätestens dann, wenn eine Hitzewelle angekündigt wird.

Studien zeigen, dass eine gezielte Gewöhnung an Hitze die Körpertemperatur senken kann, sodass wir hohe Temperaturen besser vertragen.[35] Außerdem kann sich durch eine geplante Anpassung auch die körperliche Leistungsfähigkeit erhöhen.

EFFEKTE DER HITZEANPASSUNG

1. Der Körper lernt, seine Temperatur besser zu regulieren.
2. Der Wasseranteil des Körpers wird höher.
3. Das Blutvolumen steigt.
4. Der Körper beginnt früher zu schwitzen und schwitzt stärker.
5. Der Organismus verliert beim Schwitzen weniger Elektrolyte.

TRAININGSPLAN FÜR MEHR HITZETOLERANZ

Trainingsplan mit leichten bis moderate körperlichen Aktivität in warmer Umgebung

Gib dir Zeit: Du brauchst dafür 2–3 Wochen

HITZEGEWÖHNUNG

①

4–5 Tage,
etwa 30 Minuten pro Tag.

Zum Beispiel Yoga an einem schattigen Plätzchen.

②

4–5 Tage,
etwa 60 Minuten pro Tag.

Zum Beispiel ein zügiger Spaziergang.

③

Zielgerade

Etwa eine Woche,
60–90 Minuten pro Tag.

Zum Beispiel Rad fahren.

REG FLAGS = HILFE SUCHEN
Bei starken oder anhaltenden Beschwerden nach dem Sport besser Arzt oder Ärztin konsultieren.

Starte das Training,
wenn es schon warm ist,
aber noch vor einer Hitzewelle.

Über 32 °C?
Kein Sport – vor allem für Ungeübte

UNBEDINGT BEACHTEN

- Nicht bis an die Belastungsgrenze gehen.
- Vor, während und nach dem Training ausreichend trinken.
- Im Schatten bleiben, auf guten Sonnenschutz achten.
- Für Abkühlung sorgen.
- Bei Übelkeit, Schwindel oder Kopfschmerzen sofort abbrechen.

Neben der körperlichen Hitzetoleranz, die von Mensch zu Mensch unterschiedlich ist, unterscheidet uns auch, wie gut unser Gehirn mit Hitze als Stressfaktor umgehen kann. Das gehört in den Bereich der sogenannten psychischen Resilienz, also der psychischen Kraft, Krisen und Stress zu bewältigen und dabei die seelische Stabilität zu bewahren. Diese Fähigkeit entscheidet mit darüber, wie stark Hitze unsere geistige Leistungsfähigkeit einschränkt oder um wie viel reizbarer, unkonzentrierter oder antriebsloser wir bei Hitze werden.

Die Möglichkeiten unseres Gehirns, mit dem Stressfaktor Hitze umzugehen, lassen sich ebenfalls bis zu einem gewissen Grad trainieren. Auch hier gilt: Das Training beginnt idealerweise schon, bevor es draußen richtig heiß ist – je früher und konsequenter, desto besser. Dabei helfen Dinge, die ganz allgemein die Stresstoleranz unseres Gehirns steigern wie Bewegung, Achtsamkeit, gute Ernährung, soziales Miteinander und Naturerlebnisse.

DEIN MINI-HACK

»Auf Hitze kann ich mich das ganze Jahr über vorbereiten. Ich muss es nur in Angriff nehmen.«

DAMIT DAS GEHIRN NICHT HEISS LÄUFT

Regelmäßiger Kontakt mit der Natur kann die psychische Gesundheit verbessern und die Widerstandsfähigkeit unseres Gehirns gegenüber Hitzestress erhöhen.

WALDBADEN UND GARTENARBEIT

In manchen Ländern werden Aufenthalte in der Natur zur Behandlung von psychischen Erkrankungen genutzt.

Waldspaziergänge sind während einer Hitzewelle Erholung für Körper und Geist. Im Wald ist es häufig mehrere Grad kühler als in der Stadt.

Natur erleben – Stress abbauen

Sowohl die Bewegung als auch der Aufenthalt in der Natur stärken beim Spaziergang das psychische Wohlbefinden.

ACHTSAMKEIT – REGELMÄSSIG

Achtsamkeit ist die bewusste Wahrnehmung des eigenen Körpers und der Umgebung.

ATEMÜBUNG

Augen schließen und auf den Atem achten. Spürst du einen Luftzug an der Nase? Oder im Rachen? Fühlst du, wie sich dein Brustkorb hebt und senkt? Oder dein Bauch?

BODYSCAN

Augen zu und in den Körper hineinspüren. Kopf. Gesicht. Hals und Nacken. Schultern. Arme ... bis zu den Zehen. Was ist da? Wärme, Kälte, Kribbeln?

MUSKELENTSPANNUNG

Spanne nacheinander alle Muskelgruppen für 5–10 Sekunden so fest an, wie du kannst. Dann lass los.

Spür die Entspannung.

Mach Achtsamkeitsübungen zu deinem Ritual – das stärkt die psychische Resilienz.

Mittlerweile gibt es gute Hinweise, dass auch die Ernährung unsere Psyche beeinflusst. Studien deuten darauf hin, dass Ernährungsempfehlungen für die körperliche Gesundheit auch für die psychische Gesundheit gelten: vor allem Gemüse, Hülsenfrüchte, Nüsse, Saaten, Obst und Vollkornprodukte sollten vermehrt in die Ernährung eingebaut werden.[36]

Auch regelmäßige Bewegung ist Studien zufolge eine Wohltat für unsere Psyche.[37] Das gilt für alle Arten von körperlicher Aktivität, es muss keine ganz bestimmte Übung sein. Manche Formen von Bewegung beinhalten aber zusätzliche Komponenten, die gut für Geist und Seele sind. Yoga beispielsweise trainiert nicht nur unseren Körper, es schult uns auch in Achtsamkeit.

Wichtig für das seelische Wohlbefinden sind zudem stützende soziale Kontakte: In den letzten Jahren bekommt das Thema Einsamkeit zunehmend Aufmerksamkeit als Risikofaktor für psychische Gesundheit. Soziale Kontakte sind für die allermeisten Menschen ein wichtiger Baustein, um die mentale Stärke zu verbessern und die Resilienz zu steigern.

WIE VIEL BEWEGUNG BRAUCHE ICH?

Die Weltgesundheit
organisation gibt für e
gesunden Lebensst
diese Bewegungs-
empfehlungen:[38]

Für alle gilt:
Möglichst wenig sitzen

AKTIV SEIN UND BLEIBEN

- Erwachsene: mindestens 150 Minuten Bewegung pro Woche.
- Moderate Intensität, zum Beispiel ein zügiger Spaziergang.
- Ideal: Mehr als 300 Minuten pro Woche aktiv sein.
- Kinder/Jugendliche: mindestens eine Stunde pro Tag bewegen.

Keine Angst, wenn du jetzt denkst, das schaff ich nie. Die Weltgesundheitsorganisation betont: Auch wer keine 150 Minuten pro Woche schafft, profitiert von Bewegung. Ein bisschen ist also besser als nichts. Das untermauern zwei Studien aus dem Bereich der psychischen Gesundheit:
In einer großen Übersichtsarbeit[39] wurde der Zusammenhang von Bewegung und Depressionen untersucht. Dabei zeigte sich eine Dosis-Wirkungs-Beziehung: Je körperlich aktiver die Menschen waren, desto geringer war ihr Risiko für Depressionen. Die stärkste Risikoreduktion zeigte sich dabei zu Beginn der Aktivität: Menschen, die sich auch nur ein bisschen bewegten, hatten ein deutlich geringeres Risiko als Menschen, die kaum körperlich aktiv waren.
Eine weitere große Übersichtsarbeit beschäftigte sich mit der Anzahl an Schritten pro Tag und dem Risiko für Demenzen.[40] Auch hier gab es eine Dosis-Wirkungs-Beziehung: Je mehr Schritte die Menschen pro Tag zurückgelegt hatten, desto geringer war ihr Risiko für eine Demenz. Und auch hier war der Zusammenhang zu Beginn am stärksten: Im Bereich von 2000 bis 6000 zurückgelegten Schritten pro Tag sank das Risiko stärker als im Bereich von 6000 bis 12 000 Schritten.

WIE ERNÄHRE ICH MICH GESUND?

1 Iss vor allem Obst und Gemüse.

2 Iss keine Produkte mit mehr als fünf Zutaten.

3 Iss nichts mit Zutaten, die ein Grundschulkind nicht aussprechen kann.

4 Iss nur Lebensmittel, die irgendwann verderben.

5 Iss nichts, was deine Urgroßmutter nicht als Essen erkannt hätte.

Was wir essen, beeinflusst nicht nur unsere eigene Gesundheit, sondern auch die unseres Planeten. Weltweit trägt Ernährung zu mehr als einem Viertel der Treibhausgasemissionen bei. Manche Lebensmittel haben dabei einen weitaus größeren Einfluss auf die Umwelt als andere. So machen tierische Lebensmittel zum Beispiel mehr als die Hälfte der Emissionen aus, die auf Ernährung zurückzuführen sind. Vor diesem Hintergrund hat eine wissenschaftliche Kommission Empfehlungen für eine Ernährungsweise erarbeitet, die sowohl unserer Gesundheit als auch dem Planeten nützt.[41]

Vereinfacht wird bei dieser sogenannten Planetary Health Diet Folgendes empfohlen: Als primäre Proteinquelle sollten pflanzliche Nahrungsmittel dienen. Obst, Gemüse, Nüsse und Hülsenfrüchte gehören täglich auf den Tisch. Mehrmals pro Woche sollten Omega-3-Quellen (zum Beispiel Leinsamen oder Fisch) auf dem Speiseplan stehen. Außerdem ist ungesättigten Fettsäuren der Vorzug zu geben und Kohlenhydrate sollten vorzugsweise aus Vollkornprodukten stammen. Rotes und verarbeitetes Fleisch – also zum Beispiel Wurst – solltest du nach Möglichkeit vermeiden.

KAPITEL 9

– HÖHERE TEMPERATUR – NEUE KRANKHEITEN

Steigende Temperaturen in Deutschland bergen nicht nur die Gefahr häufigerer Hitzewellen. Die Veränderung des Klimas verändert auch die Bedingungen für manche Krankheitserreger, Krankheitsüberträger oder potenziell krank machende Pflanzen.
Heuschnupfen ist schon jetzt die am weitesten verbreitete Erkrankung in Europa. In Deutschland leiden 16 Prozent der Bevölkerung an Heuschnupfen.[42] Menschen mit Heuschnupfen wissen, dass bestimmte Wetterlagen ihre Allergiebeschwerden begünstigen. Solche Wetterlagen werden durch höhere Temperaturen in Zukunft häufiger auftreten. Außerdem verlängern sich die Blühzeiten vieler Pflanzen. Drei Viertel der wild wachsenden Pflanzen blühen aufgrund höherer Temperaturen heute früher und länger im Jahr. Die Folge ist, dass auch Allergiebeschwerden früher auftreten und länger anhalten.
Die Verbreitung bestimmter Pflanzen, die häufig Allergien auslösen, wird durch höhere Temperaturen ebenfalls begünstigt. Ein gutes Beispiel ist Ambrosia (Beifußblättriges Traubenkraut), eine hochallergene Pflanze, die aus Nordamerika nach Europa eingeschleppt wurde und die aufgrund steigender Temperaturen in Deutschland zunehmend günstige Bedingungen vorfindet. Ambrosia kann heftige Allergiebeschwerden auslösen.

ALLERGIEN – GEFAHR DURCH HITZE

Hitze kann dafür sorgen, dass die menschliche Haut durchlässiger wird und Allergene deshalb schneller Probleme machen. Auch Luftschadstoffe können Allergiebeschwerden weiter verschlimmern.

MEHR ALS LÄSTIG:

Allergien machen Menschen den Alltag schwer. Im Extremfall sind sie sogar lebensbedrohlich. Kein Wunder also, dass sie auch die psychische Gesundheit beeinträchtigen.

Liegt was in der Luft? Informiere dich!

Die Stiftung Deutscher Polleninformationsdienst und der Deutsche Wetterdienst informieren online über die Pollenflugsituation **(siehe Seite 154).**

SONNENALLERGIE – HITZEAUSSCHLAG

Hitze kann zu Hautveränderungen führen, die an Allergien erinnern, genau genommen aber keine sind, weil keine Allergene im Spiel sind.

Abhilfe: Sonnenschutz – am besten mit Kleidung

SONNENALLERGIE

- Meist Stunden bis Tage nach dem 1. Sonnenbad des Jahres.
- Stark juckend.
- Individuell unterschiedliches Erscheinungsbild.
- Häufig Rötungen, kleine Bläschen oder Hautknötchen.
- Heilt ohne Sonne innerhalb einer Woche ab.

Wie genau die Hautreaktion bei einer Sonnenallergie entsteht, ist noch unklar.

Abhilfe: Klimaanlage/häufiges Duschen

HITZEAUSSCHLAG

- Kleine rote juckende Hautknötchen.
- Vor allem an Gesicht, Hals, Brust, Leiste, Hoden.
- Oft bei Kleinkindern, Auftreten aber in jedem Alter möglich.
- Zusammenhang mit starkem Schwitzen.
- Heilt von selbst wieder ab.

Auch Menschen, die nicht zu Allergien neigen, können bei steigenden Temperaturen Gesundheitsprobleme bekommen, die eine Folge der Hitzeentwicklung sind. So scheint es zur Regel zu werden, dass in Seen, aber teilweise auch im Meer, verstärkt Blaualgen auftreten. Dabei handelt es sich um Cyanobakterien, die sich bei heißem Wetter in Gewässern massenhaft vermehren und dabei Giftstoffe produzieren.

Wer allergische Hautreaktionen (bei Hautkontakt mit dem Wasser) und Magen-Darm-Probleme (bei Verschlucken des Wassers) vermeiden will, sollte Blaualgen-Warnungen ernst nehmen und gegebenenfalls auf den Wasserkontakt verzichten.

DEIN MINI-HACK

Auch wenn's noch so heiß ist – bei Blaualgen-Warnung verzichte ich auf den Sprung ins kühle Nass.

In Nord- und Ostsee vermehren sich bei hohen Temperaturen außerdem Vibrionen, eine weitere Art krank machender Bakterien. Sie können vor allem für ältere Menschen mit offenen Wunden zum Problem werden, weil sie in seltenen Fällen schwere oder sogar lebensbedrohliche Wundinfektionen verursachen.

»DIE NATUR BRAUCHT UNS NICHT, ABER WIR BRAUCHEN DIE NATUR.«

Redensart

Durch Hitze werden voraussichtlich auch andere bekannte Erkrankungen in Zukunft vermehrt auftreten. So legen Studien nahe, dass psychische Erkrankungen häufiger werden, wenn es heißer wird. Das gilt zum Beispiel für Depressionen, Angststörungen und Schizophrenien, aber auch für Suchterkrankungen. Pro Grad Temperaturanstieg steigt das Risiko demnach um 1 Prozent. Bei Hitzewellen kann das Risiko um mehr als 6 Prozent erhöht sein.[43] Besonders besorgniserregend: Auch die Suizidrate steigt an, wenn es heißer wird. Eine Erklärung für diese Zusammenhänge könnte darin liegen, dass Hitze verschiedene Risikofaktoren und Symptome von psychischen Erkrankungen negativ beeinflusst. Hitze führt zu Schlafproblemen, zu Konzentrationsstörungen und zu Reizbarkeit. Damit kann sie auch zwischenmenschliche Konflikte hervorrufen. All das ist möglicherweise eine Erklärung dafür, weshalb das Risiko für psychische Erkrankungen bei Hitze steigt.

UMGANG MIT PSYCHISCHEN ERKRANKUNGEN

Noch immer sind psychische Erkrankungen mit einem Stigma verbunden. Dabei handelt es sich um ganz normale Krankheiten, für die Betroffene nichts können.

WAS HELFEN KANN:

Offener Umgang: Psychische Beschwerden direkt ansprechen – das motiviert andere, ihrerseits offen zu kommunizieren.

Verständnis zeigen: Betroffene können sich nicht »einfach mal zusammenreißen«.

Auf Warnsignale achten:

»Ich nehme mich und andere mit ihren Problemen ernst.«

Hilfe anbieten: Zuhören, praktische Assistenz im Alltag. Unterstützung bei der Suche nach professionellem Beistand.

Höhere Temperaturen und mildere Winter bieten auch für Krankheitsüberträger ideale Bedingungen. So sind Zecken mittlerweile deutlich länger pro Saison aktiv als noch vor einigen Jahren. Die in Deutschland heimischen Zeckenarten übertragen vor allem Borreliose und Frühsommer-Meningoenzephalitis (FSME). Borreliose wird durch Bakterien ausgelöst und zeigt sich im Anfangsstadium häufig durch eine Hautrötung rund um die Einstichstelle, die sich dann ringförmig ausbreitet. Das wird als Wanderröte bezeichnet (Erythema migrans). Wird die Krankheit nicht zeitnah mit Antibiotika behandelt, kann sie sich auf das Nervensystem, das Herz und auf die Gelenke ausbreiten.

FSME wird durch ein Virus ausgelöst und verursacht grippeähnliche Beschwerden, auf die bei manchen Erkrankten eine Hirnhautentzündung folgt, die im schlimmsten Fall einen tödlichen Verlauf nimmt. Während es gegen FSME eine Impfung gibt, kannst du dich vor Borreliose nur schützen, indem du Zeckenstiche vermeidest und – wenn du doch gestochen wirst – die Zecke schnell entfernst. Borreliose wird häufig erst mehrere Stunden nach einem Zeckenstich übertragen, FSME hingegen meist schon kurz nach dem Stich.

DEIN MINI-HACK

»Nach Aufenthalt in Risikogebieten suche ich mich gründlich nach Zecken ab.«

VORBEUGEN UND NACHSORGEN

Du willst gar nicht erst gestochen werden?
Das heißt: feste Schuhe, lange Hose, lange Ärmel,
Hosenbeine in die Socken stecken!

HELLE KLEIDUNG HILFT:

Auf hellem Untergrund entdeckst du Zecken schneller. Außerdem: Mückenspray mit Zeckenschutz verwenden und auch die Kleidung einsprühen. Und ganz grundsätzlich: Kontakt mit hohem Gras und Büschen meiden.

UND WENN'S DOCH PASSIERT IST?

Stichstelle: sechs Wochen beobachten

Leichte Rötung nach dem Stich ist normal.
Breitet sie sich ringförmig aus, Arzt aufsuchen.

REG FLAGS = SOFORT ZUM ARZT
7–14 Tage nach dem Stich: Fieber, Müdigkeit, Unwohlsein, Kopf- oder Gliederschmerzen.

Zecken leben in hohem Gras, Büschen und Waldgebieten. Kommt ein Tier oder Mensch direkt mit einer Zecke in Kontakt, kann sich die Zecke festhalten. Das passiert zum Beispiel, wenn du durch hohes Gras läufst oder an einem Busch entlangstreifst. Zecken stechen dann in der Regel nicht sofort zu, sondern suchen zunächst nach einer geeigneten Stelle am Körper. Das können auch Bereiche sein, die nicht direkt mit Gras oder Büschen in Kontakt waren: beispielsweise Leisten, Achselhöhlen, Intimbereich oder Kopfhaut. Die Wahl der Einstichstelle ist für die Zecke wichtig: Sticht sie nämlich zu, dann saugt sie im Anschluss über mehrere Tage Blut. Deshalb ist es für sie günstig, nicht entdeckt werden. Am Ende ihrer »Blutmahlzeit« lässt sich die Zecke fallen.

Im Verlauf ihres Lebens entwickeln sich Zecken von der Larve zur Nymphe hin zur ausgewachsenen Zecke. In jedem Entwicklungsstadium müssen sie einmal Blut saugen. Dabei besteht jedes Mal die Gefahr, dass sie Bakterien oder Viren aufnehmen, wenn das gestochene Tier oder der gestochene Mensch infiziert waren. Diese Bakterien oder Viren können die Zecken dann beim nächsten Stich auf ein anderes Tier oder auf einen anderen Menschen übertragen.

ZECKEN RICHTIG ENTFERNEN

Ist es trotz aller Schutzmaßnahmen passiert und eine Zecke hat dich gestochen, solltest du sie vorsichtig, aber möglichst schnell entfernen.

DAS RICHTIGE HILFSMITTEL

Pinzette – Greif die Zecke so nah wie möglich an der Haut und zieh sie raus.

Spezial-Werkzeuge aus der Apotheke – zum Beispiel Zeckenkarten.

Achtung – Nutze keine anderen Stoffe wie Öle oder Nagellackentferner.

WICHTIG:

Nicht quetschen – nicht kaputt machen

Die Zecke sollte unversehrt bleiben, weil sonst Bakterien übertragen werden könnten.

WANDERN: Lass dir bei der Zeckensuche von Kopf bis Fuß von jemandem helfen.

KRANK WERDEN MUSS NICHT SEIN

Bis zu 30 Prozent der Zecken sind mit Borrelien befallen. Die Wahrscheinlichkeit, sich bei einem Zeckenstich mit Borrelien zu infizieren, liegt aber nur bei 2,6–5,6 Prozent. Und: Krankheitssymptome treten nur nach 0,3–1,4 Prozent der Zeckenstiche auf.[44]

SCHNELL SEIN LOHNT SICH:

Je länger die Zecke Blut saugt, desto höher ist das Risiko für eine Übertragung. Es ist also wichtig, dass du Zecken möglichst schnell entfernst.

Mit FSME sind in Risikogebieten 0,1–5 Prozent der Zecken befallen.[45]

Risikogebiet? Impfung!

Die Wahrscheinlichkeit für eine Infektion mit FSME schwankt und lässt sich nicht genau beziffern. Risikogebiete veröffentlicht das Robert Koch-Institut (siehe Seite 154).

AUCH FÜR KINDER, die sich o

Auch von Stechmücken drohen uns wegen der höheren Temperaturen neue Gefahren. Im Nordosten Deutschlands werden seit mehreren Jahren regelmäßig Fälle dokumentiert, bei denen heimische Stechmücken das West-Nil-Virus auf Menschen übertragen haben. Eine Infektion bleibt in vielen Fällen unbemerkt, in manchen Fällen treten grippeähnliche Beschwerden auf. Sehr selten kommt es insbesondere bei älteren oder vorerkrankten Menschen zu einer Hirnhautentzündung. Zudem breitet sich in Deutschland seit einigen Jahren auch die Asiatische Tigermücke immer weiter aus. Sie kann Krankheiten wie Chikungunya-Fieber, Dengue-Fieber oder Zika-Virus-Infektionen übertragen.

Chikungunya-Fieber zeigt sich durch einen plötzlichen schnellen Fieberanstieg, Kopf-, Muskel- und Gelenkschmerzen. Es wird ohne Behandlung von selbst besser; Gelenkschmerzen können aber nach Abklingen des Fiebers noch Wochen oder Monate anhalten.

Dengue-Fieber ist mit Fieber, starkem Krankheitsgefühl, Muskelschmerzen, Ausschlag und Kopfschmerzen verbunden. In seltenen Fällen kommt es nach Abklingen des Fiebers zu einem zweiten Schub mit Blutungen und Organversagen.

Zikavirus-Erkrankungen verlaufen häufig ohne Beschwerden. Manchmal können aber auch

n Freien aufhalten, ist die Impfung ratsam.

mildes Fieber, Hautausschlag und Kopf- sowie Gliederschmerzen auftreten. Eine Infektion in der frühen Schwangerschaft kann zu schweren Missbildungen beim ungeborenen Kind führen.
Übrigens: Auch Eichenprozessionsspinner profitieren von höheren Temperaturen. Ihre Ausbreitung wird durch Wärme gefördert und sie dringen im Zuge des Klimawandels immer weiter nach Norden vor. Vielleicht hast du schon einmal Warnhinweise an befallenen Bäumen entdeckt. Und das nicht zu Unrecht: Die Raupen haben feine Brennhaare, die bei Kontakt Hautausschläge und Atemwegsbeschwerden verursachen. Die Haare können durch den Wind mehrere Hundert Meter weit transportiert werden. Auf der Haut entstehen bei Menschen durch den Kontakt mit den Brennhaaren Quaddeln, Knötchen oder Entzündungen. Die Hautreaktionen halten normalerweise ein bis zwei Wochen an. Neben Hautirritationen kann es zu Bronchitis, Husten, asthmatischen Beschwerden, Augenreizungen, Fieber, Schwindel und selten auch zu allergischen Schocks kommen.

SCHUTZ VOR MÜCKENSTICHEN

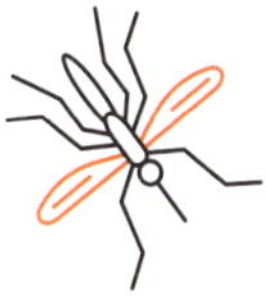

1 — Fliegengitter an Fenster und Türen anbringen.

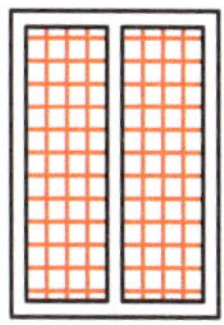

2 — Moskitonetz über dem Bett aufhängen.

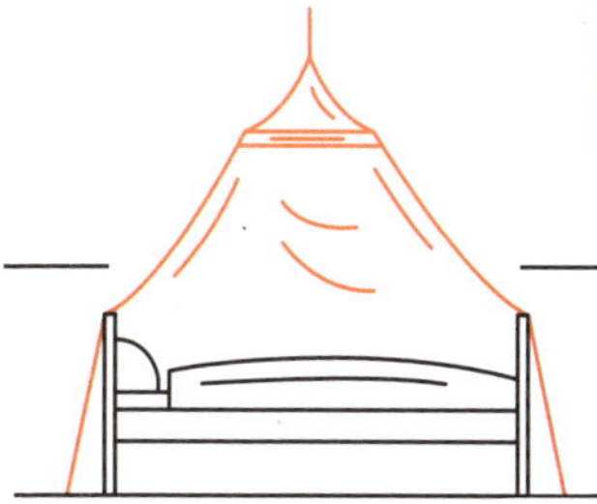

3 — Mückensprays nutzen; auch die Kleidung einsprühen.

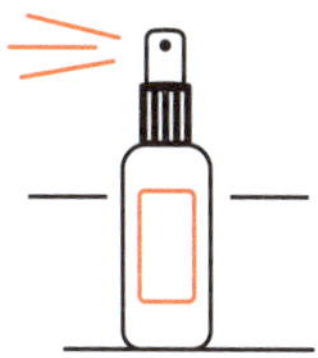

4 — Lange Kleidung tragen.

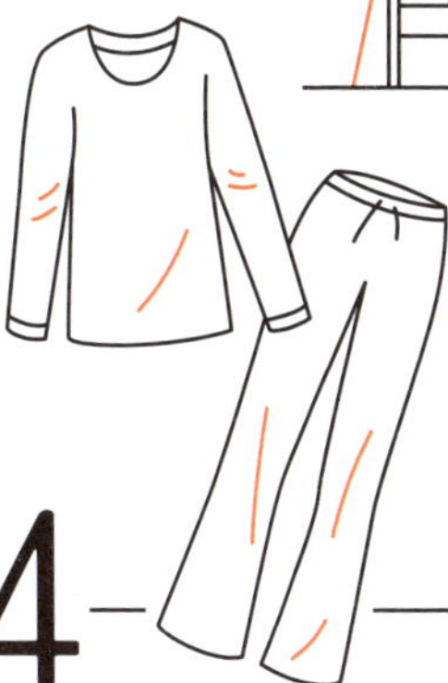

Wer mithelfen will zu erforschen, wo in Deutschland welche Stechmücken vorkommen, kann online an einem Mückenatlas mitarbeiten (siehe Seite 154).

AUTOR

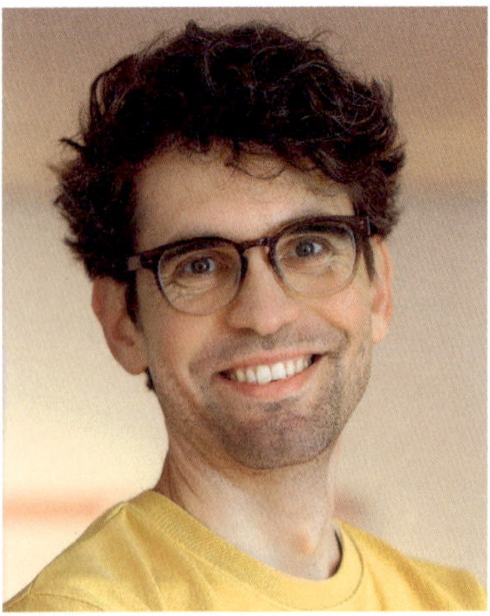

DR. SEBASTIAN KARL

Dr. med. Sebastian Karl ist Experte für die Zusammenhänge von Umweltveränderungen und psychischer Gesundheit. Er arbeitet als Arzt und Wissenschaftlicher Mitarbeiter am Zentralinstitut für Seelische Gesundheit in Mannheim.

Dr. Karl ist Mitherausgeber des Buches »Psychiatrie in Zeiten globaler Umweltkrisen« und Mitautor des Gutachtens »Gesund leben auf einer gesunden Erde« des Wissenschaftlichen Beirats der Bundesregierung Globale Umweltveränderungen (WBGU).

Neben seiner klinisch-wissenschaftlichen Tätigkeit ist Sebastian Karl Stadtrat in Stuttgart. Dort wohnt er auch mit seiner Partnerin und seinen zwei kleinen Kindern.

sebastiankarl.de

@sebbkar

@sebastiankarl.bsky.social

QUELLEN

1 Siehe die Daten zu Zeitreihen und Trends auf der Website des Deutschen Wetterdienstes (DWD): https://www.dwd.de/DE/leistungen/zeitreihen/zeitreihen.html [Abruf: 20.01.2026].

2 Vgl. Lindsey R., Dahlman L.: »Climate change: global temperature«. News Climate.gov. 29.05.2025.

3 Vgl. N. N.: »Hitzetage ab 30 Grad Celsius nehmen zu«. Statistik GDV.

4 Vgl. N.N.: »Klimawirkungs- und Risikoanalyse 2021 für Deutschland«. Climate Change 26/2001 Umweltbundesamt.

5 Vgl. N. N.: »Emissions Gap Report 2025«. Report UNEP. 04.11.2025.

6 Vgl. N. N.: »COP26 Special Report on Climate Change and Health: The Health Argument for Climate Action«. Publication WHO.2021.

7 Vgl. Romanello M.: »Climate change inaction costing a life a minute from excessive heat globally«. News UCL. 29.10.2025.

8 Vgl. Dies., Walawender M., Hsu S.-C. et al.: »The 2025 report of the Lancet Countdown on health and climate change: climate change action offers a lifeline«. The Lancet 406 (2025): 2804–2857. Vgl. ebenso N. N.: »Hitzebedingte Mortalität in Deutschland 2023 und 2024«. Epidemiologisches Bulletin RKI. 07.05.2025.

9 Vgl. Groh S.: »Macht das Wetter krank?«. Standpunkt TK Online. 22.09.2025.

10 Vgl. Kemfert C.: »Zwei Jahrzehnte Klimakostenforschung: Präventiver Klimaschutz als volkswirtschaftlicher Vorteil«. DIW Wochenbericht 38/39 (2025): 614–619.

11 Vgl. N. N.: »Gesund leben auf einer gesunden Erde«. Hauptgutachten WBGU online. 14.06.2023.

12 Lauterbach K.: Post bei X. 18.07.2023: 10:28 Uhr.

13 Vgl. Chen S., Liu Y., Li Y. et al.: »Long-term impacts of heatwaves on accelerated ageing«. Nat Clim Chang 15 (2025): 1000–1007.

14 Vgl.: an der Heiden M., Buchien S., Winklmayr C.: »DAS: Weiterentwicklung und Harmonisierung des Indikators zur hitzebedingten Übersterblichkeit in Deutschland«. Umwelt und Gesundheit 04/2025 Umweltbundesamt.

15 Vgl. Urban A., Huber V., Henry S. et al.: »The effectiveness of heat prevention plans in reducing heat-related mortality across Europe«. Environ Res Lett 20 (2025): 124071.

16 Vgl. N. N.: »Klimaresiliente Schwammstädte«. Newsletter Klimafolgen und Anpassung Umweltbundesamt. 03.07.2024.

17 Vgl. Brehm J., Gruhl H., Kottmann R. et al.: »Low Depression Zones? The Effect of Driving Restrictions on Air Pollution and Mental Health«. Ruhr Economic Papers 1093 (2024): 1–47.

18 Vgl. Fuller R., Landrigan P. J., Balakrishnan K. et al.: »Pollution and health: a progress update«. The Lancet Planetary Health 6 (2022): E535–E547.

19 Vgl. N. N.: »Harm to human health from air pollution in Europe: burden of disease status«. Briefing EEA. 18.12.2025.

20 Statement von Dr. Peter Bobbert, Präsident der Ärztekammer Berlin, auf der Pressekonferenz des Aktionsbündnis Hitzeschutz Berlin am 12. Juni 2023.

21 Vgl. Rahman M., McConnell R., Schlaerth H. et al.: »The Effects of Coexposure to Extremes of Heat and Particulate Air Pollution on Mortality in California: Implications for Climate Change«. American Journal of Respiratory and Critical Care Medicine 206 (2022).

22 Vgl. He C., Breitner S., Zhang S. et al.: »Nocturnal heat exposure and stroke risk«. European Heart Journal 45 (2024): 2158–2166.

23 Egg M.: zit. nach: Erhart M.: »Wie wir in quälenden Hitzenächten dennoch Schlaf finden«. Der Standard Online. 15.08.2025.

24 Vgl. Ulrich R. S.: »View Through a Window May Influence Recovery from Surgery«. Science 224 (1984): 420–421.

25 Vgl. Graham C., Hospers L., Jay O.: »Electric Fan Use With Dehydration in Extreme Heat and Humidity: A Randomized Crossover Trial«. JAMA Netw Open 8 (2025): e2526701.

26 Vgl. Romanello M., Walawender M., Hsu S.-C. et al.: »The 2025 report of the Lancet Countdown on health and climate change: climate change action offers a lifeline«. a. a. O.

27 Vgl. N. N.: »Climate change and workplace heat stress technical report and guidance«. Publication WHO, WMO. 22.08.2025.

28 Vgl. Cedeño Laurent J. G., Williams A., Oulhote Y. et al.: »Reduced cognitive function during a heat wave among residents of non-air-conditioned buildings: An observational study of young adults in the summer of 2016«. PLoS Med 15 (2018): e1002605.

29 Vgl. Miles-Novelo A., Anderson C. A.: »Climate Change and Psychology: Effects of Rapid Global Warming on Violence and Aggression«. Curr Clim Change Rep 5 (2019): 36–46.

30 Vgl. Hickman C., Marks E., Pihkala P. et al.: »Climate anxiety in children and young people and their beliefs about government responses to climate change: a global survey«. The Lancet Planetary Health 5 (2021): e863–e873.

31 Macha K.: zit. nach: Schaaf J.: »So tickt die Letzte Generation«. FAZ Online. 15.07.2023.

32 Vgl. Bouchama A., Dehbi M., Mohamed G. et al.: »Prognostic Factors in Heat Wave–Related Deaths: A Meta-analysis«. Archives of Internal Medicine 167 (2007): 2170–2176.

33 Vgl. Foster K., Islas C., Ferrari L. et al.: »A Sixteen Year Review of Climate Change and Burns Sustained from Contact with the Ground«. Journal of Burn Care & Research 46 (2025): S177–S177.

34 Der ehemalige US-Vizepräsident Albert »Al« Gore bei der Verleihung des Friedensnobelpreises am 12.Oktober 2007 in Oslo.

35 Vgl. Périard J. D., Racinais S., Sawka M. N.: »Adaptations and mechanisms of human heat acclimation: Applications for competitive athletes and sports«. Scand J Med Sci Sports 25 (2015): 20–38.

36 Vgl. Gründer G., Kurz L. C.: »Ernährung«. Karl S., Meyer-Lindenberg A. (Hg.): *Psychiatrie in Zeiten globaler Umweltkrisen*. Kohlhammer. Stuttgart 2024: 103–116.

37 Vgl. Jochem C., Albrecht L.: »Mobilität«. ebd.: 117–133.

38 Vgl. N. N.: »WHO guidelines on physical activity and sedentary behaviour«. Publication WHO.25.11.2020

39 Vgl. Pearce M., Garcia L., Abbas A. et al.: »Association Between Physical Activity and Risk of Depression: A Systematic Review and Meta-analysis«. JAMA Psychiatry 79 (2022): 550–559.

40 Vgl. Ding D., Nguyen B., Nau T. et al.: »Daily steps and health outcomes in adults: a systematic review and dose-response meta-analysis«. The Lancet Public Health 10 (2025): E668–E681.

41 Vgl. Willett W., Rockström J., Loken B. et al.: »Food in the Anthropocene: the EAT–Lancet Commission on healthy diets from sustainable food systems«. The Lancet 393 (2019): 447–492.

42 Vgl. N. N.: »Advocacy Manifesto Tackling the Allergy Crisis in Europe – Concerted Policy Action Needed«. Paper EAACI. 06/2015.

43 Vgl. Heinz A., Meyer-Lindenberg A., DGPPN-Task-Force »Klima und Psyche« et al. »Klimawandel und psychische Gesundheit. Positionspapier einer Task-Force der DGPPN«. Nervenarzt 94 (2023): 225–233. Vgl. ebenso Karl S., Meyer-Lindenberg A. (Hg.): *Psychiatrie in Zeiten globaler Umweltkrisen*. a. a. O.

44 Vgl. N. N.: »Antworten auf häufig gestellte Fragen zu Zecken, Zeckenstich, Infektion«. FAQ RKI Online. 28.11.2024.

45 Vgl. ebd.

GOOD TO KNOW …

Mehr Infos und Tipps gewünscht?
Einfach QR-Code scannen und mehr
erfahren zu den Adressen unten!

Warnlagebericht des Deutschen Wetterdienstes

»Hitzefunk« – WhatsApp Kanal des Bundesinstituts für öffentliche Gesundheit

Tipps zu Hitze- und UV-Schutz des Bundesinstituts für Öffentliche Gesundheit

Liste öffentlicher Trinkwasserbrunnen

Trinkwasserkarte

Cafés, Restaurants und Läden mit Refillstationen

Adressen für kostenlose Toilettenbesuche

Übersicht kühler Orte

App des Umweltbundesamts zur Luftqualität

Netzwerk von Klimaschutzgruppierungen

Pollenflug-Gefahrenindex des Deutschen Wetterdienstes

Pollenvorhersage der Stiftung Deutscher Polleninformationsdienst

Tipps zur richtigen Zeckenentfernung des Bayerischen Landesamtes für Gesundheit und Lebensmittelsicherheit

Mückenatlas – Wo in Deutschland kommen welche Stechmücken vor? Möglichkeit zur Mitarbeit.

Karte des Robert Koch-Instituts mit FSME-Risikogebieten

REGISTER

ZUM AUTOR

Dr. med. Sebastian Karl ist Arzt, Wissenschaftler, Autor und Lokalpolitiker. Er ist Experte an der Schnittstelle von Gesundheit und Nachhaltigkeit. Mit seiner Arbeit setzt er sich dafür ein, Nachhaltigkeit und Prävention zu nutzen, um die Gesundheit zu verbessern. Dem zweifachen Vater ist es wichtig, seinen Kindern eine lebenswerte Welt zu hinterlassen.

Besuche Dr. Karl auf:

DIE BÜCHERMENSCHEN HINTER DIESEM PROJEKT

Verlagsleitung: Eva Dotterweich
Projektleitung: Franziska Mohrfeldt, Stella Schossow
Lektorat: Ulrike Geist
Cover & Layout: Miriam Bröckel – Visual Design
Satz: Ludger Vorfeld, München
Herstellung: Sandra Mulitze
Fotografie: Cover: Plainpicture/Petra Herbert; Rezepte: GU/Katrin Winner; Autorenfoto: Lena Lux Fotografie
Bildredaktion: Simone Hoffmann
Illustrationen: GU/Pia Bublies
Reproduktion: Medienprinzen, München
Druck & Bindung: Conzella, Pfarrkirchen

Grillparzerstraße 8, 81675 München

www.gu.de/kontakt | hallo@gu.de

GU ist eine eingetragene Marke der GRÄFE UND UNZER VERLAG GmbH

1. Auflage 2026, ISBN: 978-3-7589-0253-6

WICHTIGER HINWEIS

Die Gedanken, Methoden und Anregungen in diesem Buch stellen die Meinung bzw. Erfahrung des Verfassers dar. Sie wurden vom Autor nach bestem Wissen erstellt und mit größtmöglicher Sorgfalt geprüft. Sie bieten jedoch keinen Ersatz für persönlichen kompetenten medizinischen Rat. Jede Leserin, jeder Leser ist für das eigene Tun und Lassen auch weiterhin selbst verantwortlich. Weder Autor noch Verlag können für eventuelle Nachteile oder Schäden, die aus den im Buch gegebenen praktischen Hinweisen resultieren, eine Haftung übernehmen.

LIEBE LESERIN, LIEBER LESER,

wie wunderbar, dass du dich für ein Buch von GU entschieden hast! In unserem Verlag dreht sich alles darum, dir mit gutem Rat dein Leben schöner, erfüllter und einfacher zu machen. Unsere Autorinnen und Autoren sind echte Expertinnen und Experten auf ihren Gebieten, die ihr Wissen mit viel Leidenschaft mit dir teilen. Und unsere erfahrenen Redakteurinnen und Redakteure stecken viel Liebe und Sorgfalt in jedes Buch, um dir ein Leseerlebnis zu bieten, das wirklich besonders ist. Qualität steht bei uns schon seit jeher an erster Stelle – jedes Buch ist von Büchermenschen für Buchbegeisterte gemacht, mit dem Ziel, dein neues Lieblingsbuch zu werden.

Deine Meinung ist uns wichtig, und wir freuen uns sehr über dein Feedback und deine Empfehlungen – sei es im Freundeskreis oder online.

Viel Spaß beim Lesen und Entdecken!

PS: Hier noch mehr GU-Bücher entdecken: www.gu.de

WERDE TEIL DER GU-COMMUNITY!

Du und deine Familie, dein Haustier, dein Garten oder einfach richtig gutes Essen. Egal, wo du im Leben stehst: Als Teil unserer Community entdeckst du die neuesten GU-Bücher als Erstes, du genießt exklusive Leseproben und wirst mit wertvollen Impulsen und kreativen Ideen bereichert.

Worauf wartest du? Sei dabei!

www.gu.de/gu-community

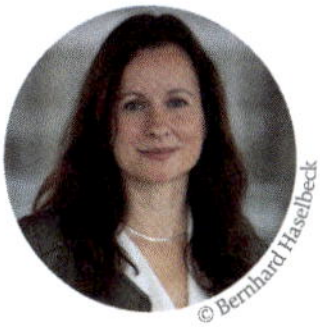

© Bernhard Haselbeck

WARUM UNS DAS BUCH BEGEISTERT

Das Buch für die nächste Hitzewelle. Hilfe garantiert!

Eva Dotterweich, Verlagsleitung

FÜR DIE UMWELT

Dieses Buch wurde auf PEFC-zertifiziertem Papier aus nachhaltiger Waldwirtschaft gedruckt. Aus Liebe zur Natur verwenden wir leichtes Papier.